公立医院运营管理体系构建与实践

林美玉　著

吉林科学技术出版社

图书在版编目（CIP）数据

公立医院运营管理体系构建与实践 / 林美玉著. --
长春：吉林科学技术出版社，2023.5
ISBN 978-7-5744-0439-7

Ⅰ.①公… Ⅱ.①林… Ⅲ.①医院－运营管理－研究究
－中国 Ⅳ.①R197.322

中国国家版本馆CIP数据核字(2023)第105717号

公立医院运营管理体系构建与实践

著	林美玉	
出 版 人	宛 霞	
责任编辑	王 皓	
封面设计	优盛文化	
制 版	优盛文化	
幅面尺寸	170mm×240mm	
开 本	16	
字 数	210 千字	
印 张	15.5	
印 数	1–1500 册	
版 次	2023年5月第1版	
印 次	2024年1月第1次印刷	

出 版 吉林科学技术出版社
发 行 吉林科学技术出版社
地 址 长春市南关区福祉大路5788号出版大厦A座
邮 编 130118
发行部电话/传真 0431-81629529 81629530 81629531
81629532 81629533 81629534
储运部电话 0431-86059116
编辑部电话 0431-81629510
印 刷 廊坊市印艺阁数字科技有限公司

书 号 ISBN 978-7-5744-0439-7
定 价 99.00 元

前 言
preface

伴随我国新医疗体制改革步伐的不断加快，全面加快公立医院高质量发展的进程已经成为我国医疗卫生事业又好又快发展的关键，更是全面满足广大群众基本医疗卫生服务需求的关键。在此期间，全面强化公立医院运营管理质量无疑成为关键中的关键，而构建公立医院运营管理体系并明确其实践路径，自然成为加快公立医院高质量发展的重要抓手。本书的创作就以此为中心，对公立医院运营管理体系的构建与实践路径进行深入研究，具体由以下八章组成。

第一章主要针对公立医院运营管理产生的时代大背景做出明确概述。从卫生健康体制改革以及公立医院高质量发展两个角度出发，明确公立医院运营管理产生是当今我国医疗卫生事业又好又快发展的必然要求，也是公立医院面对未来发展大环境的内在动力要求，充分说明当前乃至未来公立医院运营管理体系构建与实践的必要性。

第二章主要针对公立医院运营管理体系构建的理论基础进行深入挖掘，明确指出约束理论、全面预算管理理论、成本控制理论、绩效管理理论的基本内容，以及在公立医院运营管理体系构建与实践中所能发挥的理论指导作用，而这也是本书创作过程中的重要理论支撑条件。

第三章主要针对公立医院运营管理体系的构建目标与价值进行深入分析，从中充分说明面对新时代发展大环境并放眼未来时代发展大趋势，公立医院所肩负的责任重大，满足广大群众基本、迫切的医疗卫生服务需求始终是其根本目标，全面构建公立医院运营管理体系并将其予以深度实践是有力的保障，进而充分彰显公立医院运营管理体系构建与实践的必要性和紧迫性。

第四章主要针对公立医院运营管理的核心进行深入探讨，明确业务流程管理以及基于业财融合的全面预算管理所发挥的具体作用，为公立医院运营管理体系构建与实践指明了具体方向，同时也能够充分说明构建与实践活动的重要着力点。

第五章主要针对公立医院运营管理的工具进行深入探索，从中明确全成本核算和全员绩效考核两个基本途径。

第六章主要针对公立医院运营管理的体制机制创新做出系统性概括，其中以基于智慧管理的价值医疗、深度业财融合、集团医院的战略财务三方面作为视角，确保公立医院运营管理体系的构建与优化始终具备创新性，满足当今乃至未来时代背景下群众对公立医院医疗卫生服务的切实需求。

第七章主要立足公立医院运营管理体系创新的具体方向，将公立医院运营管理体系创新实践路径进行全方位和深层次的论述，通过运营管理组织体系的建设、医疗供应链的管理、运营管理的数智化、财务管理的创新四方面，明确该运营管理体系创新实践的具体操作，力保公立医院建设与发展之路始终保持高质量。

第八章主要对公立医院运营管理体系构建与实践的成功案例进行深入分析，力求将公立医院在运营管理体系构建与实践道路中所积累的一些好的经验予以深度分享。

目　录

contents

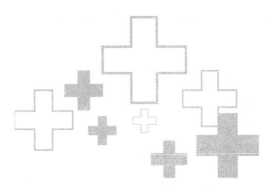

第一章　公立医院运营管理体系构建的必要性

公立医院运营管理，是在时代大背景之下产生的，不仅能够为公立医院可持续发展和高质量发展提供强有力的保障，而且能够为全面满足群众基本医疗卫生服务需求提供有力支撑。对此，本书先通过以下两节内容，对公立医院运营管理产生的背景做出明确论述，以此说明在新时代背景下公立医院高质量开展运营管理工作的必要性。

第一节　卫生健康体制改革的外部驱动

运营管理是管理学的重要分支，也是公立医院管理不可缺少的一部分。医院运营管理是对医院运营过程的计划、组织、实施和控制，是与医务工作者进行医疗服务、创造社会价值密切相关的各项医疗资源管理工作的总称。运营管理作为医院日常管理工作的核心内容，是医院医疗服务资源调配的重要基础，更是医院实现人、财、物管理调配的重要手段。在新医疗体制改革背景下，随着药品耗材零加成政策和医保基金总额支付及疾病诊断相关分组（Diagnosis Related Groups，DRG）付费改革的不断深化落实，公立医院面临着诸多新形势，由此带来的是，公立医院各项业务的全面开展必然需要具有全过程、全员化、全方位支撑能力的管理体系作为保障，运营管理成为公立医院实现高质量发展所关注的重要内容和实践的落脚点，以此达到公立医院运营全过程的降本、提质、增效的目的。从我国卫生健康体制改革全面深化与落实所提出的具体要求来看，公立医院运营管理产生的主要原因可归为以下四方面。

一、院区定位不明确

公立医院一部分以单院区的形式开展医疗服务工作，还有一部分医院通过新建、合并、托管或合作共建等途径开设多院区，院区间定位和学科布局与新院区大小、开设形式、所属区域、辐射范围相关。目前，部分公立医院新院区设立后主要以主院区资源支撑，院区间定位不明确、协同性不足，还有的新院区是低水平重复建设，这些导致学科布局和发展受到影响，同时造成院区间竞争和资源浪费。

二、财务运营压力较大

就当前而言，公立医院运营过程中举债运营的局面较为多见，尤其是通过举债开办新院区。这些公立医院举债进行基础建设、设备购置、人才储备。同时，新院区将涉及设备更新、人力成本投入及大量资金注入等，摊薄了主院区的有限资源和资金。此外，新院区的成立使公立医院运营期的人力成本、后勤服务保障成本及医疗成本均呈陡增态势，且增加了成本产生环节，提高了成本产生的复杂性和隐蔽性，降低了成本控制效率。在深化医疗制度改革、药品耗材零加成、DRG 付费改革的背景下，公立医院财务运营压力较大。

三、管理难度加大

从临床管理角度而言，公立医院涉及临床科室人、财、物的管理和分配，科室负责人很难做到根据医院实际动态同时对所有院区临床、质量控制、诊疗等进行有效的管理，尤其在引进较多新员工后，各科室和部门之间的沟通频次不可避免地降低。

从行政管理角度而言，各科室和部门之间成本边界划分不清，绩效方案有待完善，同时信息系统互通和数据共享难以实现，员工和患者、设备和标本等转运不畅，导致院区之间管理效率低下。

四、政府协调压力大

医院自身建设的能力有限，大量现实问题需要当地政府协调解决，如需要政府完善周边路网、公交线路及生活保障服务设施，方便患者就诊，并增加财政补助，缓解医院资金压力，同时需要当地卫生部门规划区域内医疗资源布局，落实分级诊疗和属地患者转诊，有效解决医院的虹吸效应，营造良好的医疗服务环境。

第二节　公立医院高质量发展的内在动力

就当前公立医院所处的大环境而言，新医疗体制改革的步伐不断加快，全面提升公立医院诊疗的高效性，确保公立医院始终保持高质量发展状态已经成为公立医院运营与发展的长远目标。而在该目标视角下，医疗业务环节多、经济核算复杂、资金量大、医保支付方式改革等对公立医院运营全过程提出了极高的要求，满足这一要求不能单纯依靠医院规模的扩张，还要依靠高质量的运营管理。在此背景下，应对上述挑战自然成为公立医院高质量发展的内在动力。在探明其内在动力的过程中，应明确高质量发展的内在含义，并将公立医院高质量发展的具体要求加以明确，然后针对内在动力的具体表现进行深入挖掘，如此才能找到公立医院高质量发展的内在动力。本节就以此为立足点，围绕上述思路探明公立医院高质量发展的内在动力。

一、高质量发展的内在含义

从当前学术界给出的"高质量发展"的概念来看，其内涵具有较强的总括性特征，更是源于功能主义理论。其中，高质量发展既可以体现在经济高质量发展，又可以体现在社会和文化高质量发展，而每个领域的高质量发展自然也对应着治理过程的高质量发展。早在党的十九大报告中，就已经提出了"高质量发展"一词，并且针对高质量发展提出的背景也作出了明确阐述："我国经济已由高速增长阶段转向高质量发展阶段，正处在转变发展方式、优化经济结构、转换增长动力的攻关期，建设现代化经济体系是跨越关口的迫切要求和我国发展的战略目标。必须坚持质量第一、效益优先，以供给侧结构性改革为主线，推动经济发展质量变革、效率变革、动力变革，提高全要素生产率，着力加快建设实体经济、科技创新、现代金融、人力资源协同发展的产业体系，着力构建市场机制有效、微观主体有活力、宏观调控有度的经济体制，不断增强我国经济创新力和竞争力。"在2021年中国共产党成立100周年之际，我国又明确指出高质量发展的深层内涵，以及所发挥的具体作用。

再从"高质量发展"一词的起源角度分析，它最早是由"高速度发展"一词演变而来的。伴随时代发展进程的不断加快，各领域高速度发展已经成为现实，但各领域发展道路中速度得到保证而质量往往会受到一些影响，因此会导致整体发展的效率降低。针对于此，各领域应既保证发展过程的高速度，又确保发展道路中的质量稳中有升，进而形成又好又快发展之势，由此也逐渐形成了"高质量发展"一词。

立足新时代国民经济与发展的整体水平不断提高这一大环境，高速发展的积累是经济与社会发展道路中不可缺少的一部分，但是总量的扩张往往并不意味着人们的需求能够得到真正满足。高质量发展是对速度和质量的双重关注，进而确保发展过程中的效益实现最大化，而这也是可持续发展的必要条件所在。

二、公立医院高质量发展的深层解读

就医疗卫生领域的"高质量发展"而言，概念则是出自 2018 年国家卫生健康委员会、国家中医药管理局联合印发的《关于坚持以人民健康为中心推动医疗服务高质量发展的意见》（国卫医发〔2018〕29 号）之中，但是在该领域并没有权威专家和学者在其内在含义方面做出深层次解读，并且在学术定义和概念方面也未能形成清晰而高度统一的界定。即便如此，这并不妨碍人们针对医疗卫生领域的高质量发展，特别是公立医院高质量发展进行深层次的研究与探索。

公立医院高质量发展表现在两个方面：一是在医院的声誉、患者病情和疑难问题解决程度、医疗技术手段的先进程度方面，要达到国内和国际的有关要求和标准；二是医院绩效考核结果要达到国家主管部门所提出的要求和标准，确保当代乃至未来社会广大公民最基本的医疗健康需求能够得到全面满足。

从公立医院在新医疗体制改革中所承担的责任与义务的角度来看，高质量发展实现的关键在于公立医院能否实现转型升级，打破常规运营模式，进而形成自身强大的驱动力。其间要通过信息技术水平的全面深化来提升运营方式，让运营的全过程能够呈现出高度的信息化、数字化、智能化新特征，从而转变公立医院运营过程的各项指标增长方式，以此来有效应对公立医院医疗业务环节多、经济核算复杂、资金量大、医保支付方式改革所提出的新挑战。

另外，从公立医院的发展路径角度进行分析，高质量发展对公立医院医疗服务水平有着更高的要求，集中指向三个方面：一是运营过程中的效率，二是运营过程中成本的控制，三是运营过程中的创新力和可持续性。这些都是不断激活公立医院运营与发展新活力的关键因素所在，同时更是公立医院实现科学转型、全面提升医疗服务效率的关键性因素，能够让公立医院在当代乃至未来社会发展道路中，始终保持高度的公益性、经济性、可持续性，而这也是当下公立医院在运营与发展过程中所必须迎接的新挑战。

三、公立医院高质量发展的动力条件分析

就当前而言，我国医疗卫生事业发展已经具备理想的政策大环境，无论是在 2015 年出台的《关于推进分级诊疗制度建设的指导意见》（国办发〔2015〕70 号），还是 2017 年印发的《关于推进医疗联合体建设和发展的指导意见》（国办发〔2017〕32 号），以及 2018 年出台的《关于开展建立健全现代医院管理制度试点的通知》（国卫体改发〔2018〕50 号）、2021 年出台的《国务院办公厅关于推动公立医院高质量发展的意见》（国办发〔2021〕18 号）等文件，都为公立医院未来发展指明了道路。

对分级诊疗制度建设而言，它是为了应对医疗业务繁多这一严峻挑战所提出的，无论是在医疗管理方面还是在财务和行政管理方面，都需要建立一套完整的运行体系，进而确保各项工作能够得到全面发展，满足社会对基本医疗卫生服务的切实需求，提高公立医院自身的运营效率。在此期间，要求公立医院内部和外部要形成一切医疗资源的高度共享，并始终能够保持协同和联动的发展局面。

对医疗联合体建设和发展而言，它是为了全面确保公立医院的医疗服务能够全面惠及广大民众，让广大民众能够在身体健康、心理健康、精神健康方面得到强有力的保障。医疗联合体的经济核算必然会面临前所未有的压力，同时资金需求量的不断增大也是一项重要挑战，如何应对这些挑战也是公立医院面对当代和未来社会医疗卫生事业发展所提新要求的关键，找寻出具体方法必然会推动公立医院实现高质量发展目标。

对现代医院管理制度建设而言，其根本要求就是公立医院在民众基本医疗卫生服务需求进一步提升的现实环境下，有效帮助广大民众解决看病难和看病贵的问题，切实提高公立医院日常医疗服务的整体效率，

同时使医疗服务水平能够得到全社会的高度满意，如医保支付方式的便捷化等。

综合以上观点的阐述不难发现，面对新时代医疗卫生事业发展大环境，以及未来全社会对基本医疗卫生服务所必然会提出的新要求，医疗卫生业务环节多、经济核算复杂、资金量大、医保支付方式改革无疑是公立医院在发展道路上所必须面临的严峻挑战，而有效应对这些挑战并能够战胜其间出现的一切问题，是公立医院全面实现公益性和高效性目标的关键，也是公立医院全面履行自身职责的核心所在。因此，迎接上述挑战的过程必然要将运营管理体系不断加以深化，而这也是公立医院高质量发展最为关键的内在动力，这样方可力保公立医院在可持续发展道路中保持又好又快的发展姿态。

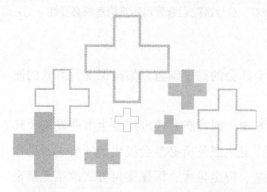

第二章　公立医院运营管理体系构建的理论基础

毋庸置疑，任何一项研究工作的全面开展都需要有充足的理论基础作为支撑，如此方可确保所获得的研究成果不仅具有理论价值，而且具有实践价值。公立医院运营管理体系的构建与实践更是如此，其研究工作的全面开展要立足当今新医疗体制改革所提出的具体要求，更要将深挖理论基础视为根基。约束理论、全面预算管理理论、成本控制理论、绩效管理理论为公立医院运营管理体系构建与实践路径研究提供了强大的理论支撑。

第一节　约束理论

约束理论核心的部分就是要对有限的资源进行有效合理配置，并且通过科学的手段与方法，使有限的资源发挥出最大的价值。医疗服务资源具有明显的稀缺性，如不能将其通过科学合理的手段和方法加以有效配置，就会导致医疗服务资源难以充分满足全社会对医疗服务的需求。因此，公立医院运营管理体系的构建要将约束理论作为至关重要的理论基础。

一、约束理论的概念

简单来讲，约束理论（Theory of Constraints，TOC）就是关于进行改进和如何最好地实施这些改进的一套管理理念和管理原则，可以帮助企（事）业单位识别出在实现目标的过程中存在着哪些制约因素——TOC 将这些制约因素称为"约束"，并进一步指出如何实施必要的改进来消除这些"约束"，从而更有效地实现企（事）业发展目标。

二、资源约束理论的组成

TOC 由三部分组成：解决"约束"的流程、日常管理工具和应用实证方案。解决"约束"的流程用来逻辑地、系统地回答以下三个问题，即改进什么（What to change？）、改成什么样子（What to change to？）、怎样使改进得以实现（How to cause the change？）。有效运用日常管理工具可大大提高管理效能，例如，有效沟通，双赢解决冲突问题，开展团队协作等。把 TOC 应用到具体领域的有创新性的实证方案。这些领域涉及生产、销售、项目管理和企（事）业方向的设定等。这个定义主要着眼于 TOC 的应用研究。

三、资源分类

企（事）业单位内，资源分为三类：瓶颈资源（Bottleneck Resource），指生产能力小于生产负荷的一切资源，是系统内部制约产销率的约束因素，是制造过程中流量最小的地方；非瓶颈资源（Non-Bottleneck Resource），指生产能力大于生产负荷的一切资源，这类资源不应该连续工作，应有空闲时间，否则会有大量库存；次瓶颈资源（Critical Constraining Resource），TOC 临界约束资源，指利用率已接近实际生产能力，并且如果作业计划制订得不好就可能成为瓶颈的资源。

TOC 解决流程首先要抓"重中之重"，即抓"瓶颈"，使最严重的制约因素凸显出来，从而技术上消除"避重就轻""一刀切"等平均主义方式发生的可能。瓶颈资源是动态转移的，当解决了一个瓶颈问题之后，必然会出现下一个瓶颈资源，所以要持续改善。

四、约束理论的核心步骤

第一，找出系统中存在的"约束"。"约束"是指内部和外部的"约束"。一般来说，"约束"有如下四种类型：资源（Resource）、能力（Capacity）、市场（Market）和法规（Policy）。第二，寻找突破瓶颈的方法，实现最大限度利用瓶颈，即提高瓶颈利用率。第三，使企（事）业单位所有其他活动服从于第二步提出的各种措施。第四，打破瓶颈，使上述步骤中找到的瓶颈不再是企（事）业发展的瓶颈。第五，重返第一步，并做到持续改善。

五、思维流程分析法

TOC 最终就是要寻求顾客需求与企（事）业单位能力的最佳匹配，对"约束"环节进行有效的控制，其余的环节相继地与这一环节同步。一种管理思想总是需要相应的管理技术的支持。思维流程（Thinking Process，TP）是 TOC 主要的工作方法之一。思维流程有以下主要的技术工具，包括：第一种是现实树（Reality Tree，RT）。现实树是用来帮助人们认清企（事）业单位现实存在状况的工具，分为当前现实树（Current Reality Tree，CRT）和未来现实树（Future Reality Tree，FRT）。第二种是消雾法（Evaporating Cloud，EC）。消雾法用来以双赢的方式解决企（事）业发展中的冲突。第三种是负效应枝条（Negative Effect Branches，NEB）。当做完 CRT、FRT、EC 的一系列工作以后，就要找一些与改进后果相关程度最大的人来参与，以保证改进的成功实施。第四种是必备树（Prerequisite Tree，PT）。用来显示克服障碍路径的逻辑图就称为"必备树"。第五种是转变树（Transition Tree，TT）。TOC 思想的应用成功需要集思广益，找到配合实施最初"注入"的其他"注入"，把所有这些实现成功实施所需的活动集中在一起，并给出它们之间的关系，弄清楚活动的先后顺序应该怎样，也就是"转变树"。

六、物流分析法

企（事）业单位内部存在着人员流、资金流、信息流、物流。在实际中，常常会出现各种问题，如机器损坏、原料不足、半成品和产成品因质量问题而返工等。我们如何在这些纷乱的头绪中找出干扰企（事）业发展的"约束"呢？解决的手段之一就是从"物流"着手。通过对企业中"物流"的分类，我们可以根据不同类型"物流"的特点，认识它们各自的薄弱点，或"约束"所在，从而有针对性地进行计划与控制。

一般将从原材料到成品这一"产品物流"分为"V型""A型"和"T型"三种类型。

典型的V型物流企（事）业单位，如炼油厂、钢铁厂等，其特点如下：最终产品的种类较原材料的种类多得多；所有的最终产品，其基本的加工过程相同；一般是资金密集型且高度专业化的。

A型物流企（事）业单位，如造船厂、大型机械装配厂，其特点如下：由许多制成的零部件装配成相对较少数目的成品，原材料种类比零部件种类多；有些零部件对特殊的成品来说是唯一的；对某一成品来说，其零部件的加工过程往往是不相同的。

T型物流企（事）业单位，如制锁厂、汽车制造厂等，其特点主要包括以下方面：由一些共同的零部件装配成相对数目较多的成品；许多成品的零部件是相同的，即存在标准件和通用件；零部件的加工过程通常是不相同的。

七、三步诊断法

企（事）业发展陷入了地区性或者行业性的生产过剩的困境，要把市场看成"约束"因素，努力去扩展有效的市场需求。可以应用 TOC 进行改善，着眼于整体功能和长远战略，通过三步诊断过程来消除市场"约束"因素。三步诊断分别为明确以市场为导向的观念、改善内部环节、改善外部环境。

三步诊断法是一个循环往复的过程，通过不断改进，才能实现企（事）业单位的利润和运作水平的进一步提高。

八、约束理论软件的应用

TOC 软件产品能够生成详细的生产作业计划、交货期的执行情况和库存的财务报告等。TOC 软件的应用使许多企（事）业单位获得了巨大的经济效益，因而 TOC 也越来越被人们所重视。在应用 TOC 软件的实践中，人们总结出如下经验：第一，TOC 软件适合应用于一些零件种数较少、批量大的产品，而在单件生产车间中发挥的效果不佳；第二，做好数据的收集工作；第三，进行员工培训；第四，制订新的考核计划。

第二节　全面预算管理理论

西汉刘向在《说苑·谈丛》中写道："谋先事则昌，事先谋则亡。"这句话的意思是说谋划好了再去行动往往会昌盛，反之则不然。全面预算管理理论正是该历史观点在现代社会的一种践行方式。在企（事）业单位运营管理工作中，普遍将全面预算管理理论作为全面提高管理水平的重要理论基础。公立医院面对新医疗体制改革不断深化落实的时代大背景，全面强化运营管理体系要将该理论作为重要基础。本节内容就针对该理论在不同历史时期所呈现出的理论观点，以及广大学者所提出的学术观点、定义、框架做出明确论述，希望能够为公立医院运营管理体系构建提供强有力的理论支撑。

一、全面预算管理理论的沿革

就全面预算管理的实质而言，其就是企业内部有效进行管理控制的重要方法，该方法无疑对现代社会企（事）业发展发挥了关键性的推动与保障作用。美国企业史学家小艾尔弗雷德·D.钱德勒就在《看得见的手：美国企业的管理革命》一书中对其史实进行了具体描述。他认为，1918年后，世界进入经济衰退期，众多美国企业也由于该时代背景的出现陷入发展困境。为此，各企业在全面提升外部环境适应能力的过程中，纷纷将减少环境变化所导致的企业损失作为核心目标，同时也将制定一套既可对市场需求量进行准确计算，又可通过计算结果有效进行产品流量计划制订与调整的方法和资源分配方式作为一项基本任务，全面预算管理理论因此逐步形成，并且在企业管理中得到广泛推行和应用。[①]

最初全面预算管理理论的实际应用主要体现在资源长期规划和上下级绩效考核活动之中，随着时代的发展，该理论在企（事）业单位中的应用越来越深入。在新时代发展大环境之下，企业不断创新管理和组织形式已经成为不争的事实，如此方可确保企（事）业单位面对时代发展大环境走得更远，占据有利的地位。

二、全面预算管理理论文献中的观点

学者汤谷良通过《从财务预算到全面预算》一文，明确指出全面预算管理是一种新的"游戏规则"，并且从五方面对该观点进行了阐述：一是全面预算是在企业治理结构中出资者与经理层之间的一种"游戏规则"，该规则具有较强的系统性和完善性；二是全面预算作为企业各项战略全面落实的保障条件和支持条件，可以全面确保各环节的深化落实；三是全面预算管理作为企业极具整合性的管理系统，能够对企

---

① 小艾尔弗雷德·D.钱德勒.看得见的手：美国企业的管理革命[M].重武，译.北京：商务印书馆，1987：23-24.

业发展道路中的各个方面予以科学控制；四是全面预算管理作为企业日常各项经营活动和财务支出活动的控制尺度所在，能够为企业发展有效进行成本控制和风险控制提供标杆；五是全面预算指标可被视为企业业绩奖罚的重要标准，同时也可以作为企业约束制度的重要组成部分。最后汤谷良对全面预算管理进行了全面概括，即制度安排、战略体系、盈利模式、控制标杆、考核标准，而这也正是全面预算管理的作用体现。①

除此之外，学者于增彪在《预算——有用而又令人头痛的现代企业管理方法》一文中，明确指出预算失败的原因所在：一是在预算过程中执行者未将其预算指标全面完成；二是预算作为一种管理制度，在预算实施过程中因某种原因被迫中断，或者其过程虽然一直保持但始终疏于形式化。并且他本人在探索避免预算失败的方案中，明确提出预算实施过程必须保持高度的标准化，并且要有标杆法、内部审计、完善的信息系统、健全的内部控制制度、系统化的控制流程和调整制度作为保证。②

三、全面预算管理理论研究的新观点

从全面预算管理理论的研究成果来看，在最近几年之中，国外一些学者提出了"超越预算"这一概念，其目的就是颠覆现行的传统预算理论和方法。这些学者所提出的这一概念在学术界和实务界已经引起轰动。其中，以罗宾·弗雷泽和杰里米·霍普两位学者所提出的观点最具代表性。

学者罗宾·弗雷泽认为，就当前现行的预算管理理论和方法而言，存在的弊端明显，具体包括"命令—控制"的预算理念、始终将历史数

---

① 汤谷良. 从财务预算到全面预算 [J]. 新理财，2003（3）：14-15.
② 于增彪. 预算——有用而又令人头痛的现代企业管理方法 [J]. 新理财，2003（3）：35-36.

据作为基础、未能向企业主管部门提供可靠信息、不能反映智力资本等多方面。这些现象的普遍存在不利于企业发展战略的全面落实，更不利于企业未来发展道路始终保证具备较强的可持续性。故此，他本人明确，在企业预算管理实施过程中，应通过标杆法、平衡计分卡、流程优化和战略理论进行企业预算管理，如此方可确保企业内部控制的科学性和实效性，为企业未来可持续发展提供强有力的保证。[①]

学者杰里米·霍普认为，在不同时代背景下企业所处的外部环境也在不断发生变化，尤其是公共服务行业、电了通信行业、计算机行业不仅在技术方面不断创新，服务模式和营销模式也在不断发生变化，因此在预算管理模式方面也要面临极大的挑战。对此，他认为，对企业经营预测性较强并且能够确保产品经营范围相对较为稳定的企业而言，探索出预算控制效果更好并且效率更高的预算管理模式已经迫在眉睫，"超越预算"无疑是最为理想的选择。[②]

四、全面预算管理的定义与理论框架

从时代发展大环境角度出发，科学、合理、全面的预算流程和方法无疑对企（事）业发展起到至关重要的推动作用和保障作用。因此，在不断变化的时代大环境之下，全面预算管理也随之出现，其实质就是要利用预算将企（事）业单位的各个部分、各种财务和非财务资源进行合理的分配、考核、控制，从而让企（事）业单位在组织与协调生产经营活动时有着客观的依据，进而确保既定的短期目标和中长期发展目标得以全面实现。针对于此，接下来本书就对全面预算管理的定义和理论框架做出明确阐述。

---

① 杰里米·霍普，罗宾·弗雷泽.超越预算：管理者如何跳出年度绩效评估的陷阱[M].胡金涛，译.北京：中信出版社，2005：22-23.

② 杰里米·霍普，罗宾·弗雷泽.超越预算：管理者如何跳出年度绩效评估的陷阱[M].胡金涛，译.北京：中信出版社，2005：28-29.

（一）全面预算管理的定义

与其他管理学研究领域相同，在全面预算管理方面的研究过程中，不同学者自然会有不同的表述方式，但总体而言，全面预算管理应该是一套全方位、全过程、全员化的整合性管理系统，具有极强的全面控制力和约束力。除此之外，在企（事）业单位日常管理工作中，它还有着极具先进性的管理理念。

（二）全面预算管理的理论框架

全面预算管理是现代管理中新的组成部分，所谓的"新"是指能够更好地确保使用对象实现短期经营目标，并且可以将其视为实现战略目标的一项重要手段。它具体表现为，将有效分析市场需求并且科学做出预测作为根本前提条件，同时将销售预算作为起始环节，逐渐向生产、成本、资金收支等环节不断延伸，进而形成全面而又客观的预计财务报表。另外，不可否认，全面预算的全过程会受到企（事）业单位规模和性质的影响，进而存在一定的不同。通常状态之下的全面预算管理主要由业务预算、财务预算、资本支出预算三部分组成。其中，业务预算涵盖销售、生产期间费用的预算，而财务预算则涉及现金预算、预计损益表、预计资产负债表、预计现金流量表四部分。这些预算工作的编制标志着企（事）业单位在生产经营活动的各个环节已经有了明确的目标，并且针对未来发展已经拥有宏伟的蓝图，而预算一经批准就必然会成为实施各项经济活动以及开展各项控制管理的重要依据和手段。

全面预算管理的基本流程在于，先明确原有的预算环境并将其进行系统优化，随之制定出明确的预算目标，同时对其预算编制加以制定并完善，形成预算报告的同时，还要有针对性地做出预算调控，最终开展预算考评工作。也就是说，全面预算管理理论的基本框架如下：预算环境→预算目标→预算编制→预算报告→预算调控→预算考评。

（三）公立医院全面预算管理的定义

公立医院的全面预算管理是指在医院战略发展规划和年度计划指引下，对医院未来经济业务开展全面的预测和规划，对预算执行进行过程管控，并对结果与既定的指标进行评估分析，帮助管理者及时动态了解和管理医院经济业务，提升医院的管理水平。

第三节 成本控制理论

科学合理的成本控制是医院有效降低成本并提升产品或服务质量的有力抓手，更是资本实现利益最大化的重要保证。面对新时代市场竞争环境日益加剧的局面，有效加强成本控制是提升医院或个人市场核心竞争力的关键条件。因此，成本控制理论的深层运用也成为医院或个人谋求高质量和可持续化发展道路应当关注的重点，公立医院运营全过程中自然也是如此。本节就针对该理论做出系统化论述。

一、预算和控制

就社会经济而言，可持续发展无疑是恒久不变的追求，而医院是社会可持续发展的重要保障，预算和控制则是上述原动力实现最大化的重要保障。面对社会经济发展进程的不断加快，医院市场竞争环境随之日显激烈，有效进行医院内部的预算和成本控制自然成为医院和社会经济可持续发展的重要条件，成本控制理论也由此出现并且不断得到完善和升级。

（一）预算和控制的定义

所谓的"预算"，其实质就是通过"货币"这一计量单位，将决策结果以计划的形式展现出来，并且计划要具备高度的具体性和客观性，以此为医院未来发展提供科学的行动指南。简言之，预算就是让决策变得更加客观化和具体化，并且可将其作为可操作的行动指南。

所谓的"控制"，就是医院通过预算对未来行动方向和业绩进行的控制过程，而这通常也称为医院的预算控制。因此，预算往往是决策会计与执行会计之间的衔接，有着为医院不同层级部门和单位之间有效架设桥梁的作用。

（二）预算内容和形式的差异

面对不同时代背景下医院所处的生存环境，有效节约成本并不断提升医院的市场竞争力逐渐被管理者视为重中之重，这也催生了医院预算和控制的形成与发展。

医院之间存在性质和规模上的差异，因此预算的内容构成方面存在明显不同，但任何一家医院在医疗服务中的全面预算都必须包括经营、财务、专门决策三方面的预算。

预算编制方法与表现形式也具有明显的差异性，具体表现在固定预算、弹性预算、增量预算、零基预算、定期预算、滚动预算、定制预算、概率预算、传统预算、作业预算等方面，以求为医院成本控制提供最为理想的方法。

其中，作业预算是作业管理的重要组成部分，更是对传统预算的一次重要超越，让预算水平上升到作业水平，实现以成本动因进行更为精细化的预算，让作业与增值作业、可控成本与非可控成本得到区别性的对待，让预算管理的整体水平得到全面提升。

另外，成本控制理论在现代社会的应用过程中，每一种预算形式在医院编制预算之时都可以进行合理的搭配使用，不需要局限于某一种预算形式，如医院经常用得到的弹性预算、零基预算、滚动预算和作业预算就可以作为医院预算编制的共同选择。

二、成本控制的基本原理

控制的实质就是有效选择事物可能性空间，让事物发展的方向变得更加明确，并且更加具有可实现性。医院发展道路中的方向选择也是如此，而这也是医院成本控制的原因所在。

（一）有效实施成本控制的必要条件

对医院而言，有效实施医院内部成本控制必须具备三个必要条件：一是医院成本控制的对象必须具有多种发展变化的可能性，这样方可确保医院在选择发展方向时具有广阔空间；二是医院在可选择的发展道路中，任何一种可能性都必须具备可操作的特征，这样方可确保所选择医院未来发展方向具有可实现性和可操作性；三是医院在进行成本控制的过程中，必须善于创造和改变现有条件，进而让成本控制真正具备较强的控制能力，这也正是确保医院内部控制达到预期的重要支撑。

（二）基础性管理会计领域"控制"的主要内容

基础性管理会计无疑是医院实施成本控制的基础环节，其控制的内容主要包括存货控制和成本控制两部分。就前者而言，先要明确主要的控制方法，包括经济订货量法、订货点法和 ABC 分析法。对 ABC 分析法而言，管理人员必须先明确什么是成本——成本是在完成某项经济目标过程中所必须形成的资本消耗。只有高度明确这一定义才能确保对成本控制的解读更加深刻——成本控制由成本与控制两部分组成，需要管理人员将生产经营各个环节的资本耗费情况进行具体规划和调节，进而保障成本能够按照预定的发展方向前进。

对医院成本控制的全过程而言，必须将系统工程原理加以有效利用，从而计算出医院在医疗服务与业务运行各个环节所产生的各种资本损耗，并且有针对性地对其加以调节和监督。除此之外，还要立足于存在的弱环，对其内部潜力进行充分挖掘与激发，进而找到所有可以降低医院服务流程成本的途径。

在医院基础性会计日常工作中，科学有效地开展成本控制必然会加快医院有效改善经营管理模式的步伐，同时经营机制和医院素质也会得到强有力的转变与提升，这样更有利于医院在严峻的市场竞争中生存、发展、壮大。

（三）成本最优控制

从定义的角度来看，"成本最优控制"是在有可能实现的前提下进行的成本控制活动，其中必须保证成本控制有可能达到，并且可以充分满足消费者所提出的各种需求，进而为产品生产和经营活动的成本实现最低化不断付出努力。"成本最优控制"一般可分为两个类型，即简单型和复杂型。

（四）成本控制的基本构成要素

在医院有效进行成本控制的全过程之中，必须具备四个基本要素，即控制主体、控制对象、控制手段和控制目标，而这四个基本要素也分别指向谁来进行控制、究竟要控制什么、怎样进行控制和要达到怎样的控制结果。

（五）成本控制的主体与对象

就医院而言，成本控制的主体主要指向成本管理者或成本管理人员，具体可以将其划分为领导层、组织层、实施层三个层面。领导层往往是指医院高层管理部门的负责人，组织层指向成本管理机构，实施层则是各责任部门以及相关责任人员。医院高层管理部门负责人往往在医院服务流程之中具有决定权，因此要将其作为医院成本控制的主体之一。对成本管理机构而言，由于其具有医院服务流程资本消耗的监督权，因此应作为医院成本控制主体的重要组成部分，其中包括所有相关工作人员。对各责任部门以及相关责任人员而言，由于其包括医院相关科技人员，以及成本控制实施过程的有关负责人，他们不仅身担重要的责任与义务，而且具有劳动权，因此也必须将其作为医院成本控制的基本主体。

"成本控制对象"就是在医院服务流程全过程中所产生的资本消耗，其中主要包括生产要素成本、产品生产成本、各种期间成本和资本占用成本。具体而言，生产要素成本控制对象主要集中在购置生产要素过程中所产生的耗费，这也是最基本的成本，必须对其加以控制。在生产要素成本控制过程中，资本耗费的高低往往与产品生产的效率和质量存在直接关系，因此成本控制必须具有极强的科学性。产品生产成本控制无疑是医院成本控制的重中之重，也是日常成本控制的重要组成部分，而各种期间成本控制的重点仍然是产品生产过程成本控制。资本占用成本控制则是将资本结构的合理化作为重点，确保医院在服务流程中的综合资金成本能够保持最低，在保障资金快速周转的同时，达到资金利用效率的最大化。

（六）成本目标的控制及其环节与功能

1. 成本目标的控制

医院成本目标的控制是为了成本目标的最终达成，而目标管理则是具有综合性、以医院服务流程各项活动和所有从业人员为中心的系统化管理过程，伴有医院和所有从业人员自我管理的特性和要求。作为医院目标管理的组成部分，成本目标的控制必须先针对医院发展的总体目标予以科学测定，之后针对其成本目标责任单元进行逐一分解和落实，随后针对各项目标的总体要求进行设计、试验、生产、准备、材料供应和其他的日常生产经营管理活动（包括生产和技术层面的管理），以求成本目标全面实现。

2. 成本目标控制的环节

就医院成本目标控制的环节而言，它主要由三个重要环节构成，即测定成本目标、分解成本目标以及针对其完成情况进行科学衡量、分析、考核。其间，由于关注的角度不同，成本目标的控制视角也存在明显不同。一是以医院内部为视角，其成本目标的控制就体现在以最大程度降低成本为主要目标；二是以医院服务内容为主视角，同时还要兼顾市场因素，如市场价格、市场供求情况等，而这也说明成本目标的控制将利润作为重心；三是以医院与外部环境之间的关系为视角，突出医院成本目标控制以可持续发展为中心，而这也是医院发展的最终目标所在。

以上主要针对成本控制理论中的成本目标控制环节做出基本论述，在这里必须提到医院成本控制的基本流程，这样才能让医院成本控制的全过程得以清晰呈现，更能让该理论的功能性得到充分展现。医院成本控制的流程主要由七部分组成，即成本预算、成本决策、成本计划、狭义层面的成本控制、成本核算、成本分析、成本考核。其中，狭义层面的成本控制往往是医院管理者最普遍的提法，其实质则是成本调节。

3. 成本目标控制的功能

结合医院成本控制的流程，不难发现，每个环节都会为医院发展目标的实现指明方向，最终确保成本控制的目标充分达成，而这也正是成本控制的初衷。在这里，通过图 2-1 将成本目标控制的功能以最直观的形式展现。

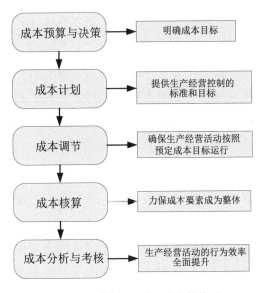

图 2-1　成本目标控制的功能体现

通过图 2-1 可以看出，在成本控制理论中，每个环节所呈现出的功能都明确，有利于确保医院服务流程全过程始终保持行为决策的高度科学化，同时还有利于确保生产经营的成本始终保持最小化。这不仅能够为医院收益的最大化提供重要保证，而且能为医院市场竞争力的全面提升提供强有力的保障条件。

三、成本控制体系的基本内容组成

上文中不仅对"成本"和"控制"，以及有效进行成本控制的原理进行了全面解释，而且对成本控制的主体与对象做出了明确阐述。随着经济社会发展，在市场竞争激烈的大环境下，对医院发展而言，"高质量"和"可持续"是关键词，而这也意味着成本控制体系的内容必须保持高度的健全化。

（一）以成本控制对象和内容为视角的成本控制体系内容组成

该视角下的成本控制体系内容由五部分构成：一是医院服务流程具

体项目中的成本控制，确保项目以较少的资本投入生产出较高质量的产品，力求生产与经营项目的利益最大化；二是产品设计环节和改造环节中的成本控制，该内容主要是对产品设计与开发过程中的资本投入进行有效控制，力求研发过程中的成本降到最低，同时产品能够满足市场和社会发展的需求；三是生产过程中的成本控制，该内容主要是在产品大规模制造过程中科学进行资本投入，在确保生产效率和质量的基础上，做到成本的最低化；四是产品销售和售后服务过程中的成本控制，该内容主要是对产品市场营销环节的资本投入进行科学控制，是确保成本目标顺利实现必不可少的一部分；五是在医院后勤保障方面的成本控制，该内容既是确保医院满足市场和社会发展需求的重要保障，也是做到成本最小化的关键条件，因此应当将该内容作为医院实现成本目标的重要抓手。

（二）以成本控制时间为视角的成本控制体系内容组成

该视角下的成本控制体系内容组成包括三部分，分别是事前成本控制、事中成本控制、事后成本控制，每一部分内容都要保持体系化发展。具体而言，事前成本控制体系内容包括产品正式投产之前，对其影响生产活动的主要因素进行规划，如成本预测与决策、编制成本计划等；事中成本控制体系内容包括成本调解和成本核算两部分，确保医院在服务过程中能够有效针对成本控制的措施进行及时调整，并对资本投入情况做出系统核点计算；事后成本控制体系内容包括成本分析和成本评估两部分，对产品形成之后产生的成本差异进行系统化分析，从中明确造成差异的基本原因，进而为成本控制措施的优化与改进提供客观依据。

（三）以成本控制组织和责任为视角的成本控制体系内容组成

组织体系视角下的成本控制体系内容由三方面构成：一是成本控制组织体系必须与医院的组织结构保持高度适应，以此为明确医院内部组织结构成本控制责任打下坚实基础；二是确立成本管理职能部门，并且要明确职能部门所肩负的责任；三是根据集权制或分权制打造医院成本控制组织体系，力求成本控制切实落实到位。

责任体系视角下的成本控制体系内容由四方面构成：一是建立重大责任追究制，确保成本控制的全过程能够责任到人；二是建立目标成本责任制，力求成本目标的制定始终保持高度科学合理，为寻找成本差异提供客观的依据；三是建立双重责任控制，在建立成本控制体系的过程中，既要从部门责任的角度考虑，也要从产品标准与成本的角度考虑，进而为成本控制的高质量提供重要保证；四是打造归口分级管理制度，力保成本控制的全过程能够得到正确归因。

（四）以成本目标为视角的成本控制体系内容组成

该视角下的成本控制体系由三部分组成：一是以降低成本为目标的成本控制体系，具体在于围绕现有条件实现成本的最小化，或改变现有条件实现成本的最小化。二是以增加利润为目标的成本控制体系，具体包括处理好产品质量、产品生产技术、产品生产效率与医院服务流程成本之间的关系，以求医院经济效益能够实现最大化。三是以取得成本优势为目标的成本控制体系，具体操作是将医院服务流程中所产生的成本与环境、外部条件、存在的竞争全面结合起来。

四、成本控制理论的发展演变

从思想层面来看，成本控制思想是在社会经济环境不断发展变化的背景下出现的，并且伴随时代的发展不断趋于完善，是对经济社会的一种客观反映，而成本控制思想对医院成本控制原则、方案、手段的产生起到重要作用。就成本控制的内容而言，最开始只涉及标准成本核算这一部分内容，伴随社会经济发展速度的不断加快，标准成本控制、目标成本控制、全面质量管理、作业成本控制、战略成本控制等在不同时代背景之下成为成本控制理论的核心内容。这正是科学技术进步和市场竞争力相互作用的最终结果，同时也让人们对"成本"的本质不断形成更深层的认知。回顾成本控制理论发展历程，可将其划分为三个发展阶段。

（一）20世纪初至20世纪中叶

在该阶段，"成本"单纯指向产品的制造成本，主要包括直接材料成本、直接人工成本、应分摊的制造费用，除此之外所产生的一切费用通常都会归于管理费用和销售费用序列之中，统称为期间费用。在成本控制的手段方面主要包括标准成本控制、预算控制、变动成本法等。当时学者泰罗（今多译为泰勒）在出版的《科学管理原理》一书中，明确提出了科学管理学说，认为定额管理、标准化原理、计件工资制度能够提高医院服务效率，有效降低生产成本。这一观点对成本会计与成本核算领域的发展提供了有力推动。在此基础上，会计领域中的标准成本、差异分析、预算控制等技术方法相继出现。[1]

标准成本法与最初的利用数值进行成本计算这一方法存在明显不同，前者必须预先制定标准数值，将在生产与经营环节中不断产生的消耗与标准成本数值进行比对，得到实际消耗与标准之间存在的差距，进而为有效采取相关的调节措施提供重要依据。时间来到20世纪30年代，建筑工程领域进入新的发展阶段，该领域对成本控制提出了更高的要求，工程技术人员和成本管理人员在该时代背景之下达成了共识，将标准成本法作为成本核算体系的重要组成部分，进而开创出成本核算与成本控制相结合的局面，而这正是标准成本的制度所在。就当时的标准成本构成而言，主要将短期预算价格和现实条件下可达到的作业绩效以及预计开工率作为基础，以此来形成标准成本，这也意味着标准成本实现了由理想的规范阶段向可实现的目标阶段迈进，能够使标准成本在产品实际

① F·W·泰罗泰勒.科学管理原理[M].胡龙昶，冼子恩，曹丽顺，译.北京：中国社会科学出版社，1984：122-123.

成本控制中将其作用发挥出来。

关于标准成本制度，成本控制理论做出了明确的解释，即医院在服务流程中，将实际成本与标准成本进行定期比较，从而获得成本差，最终按照例外管理原则分析成本差产生的原因，同时明确其责任归属，进而为有效进行产品生产与经营活动进行合理优化与调整，以求成本控制目标能够得以全面实现，针对这一过程所做出的相关规定被视为标准成本制度。该制度的出现和发展具有划时代意义，标志着成本管理由"事后"转向"事中"，有利于医院服务流程中各环节员工自主对成本加以有效控制，让资源节约真正落实。除此之外，该制度更是可以保障医院损益能够得到科学计算，实现成本控制和成本核算之间的有效结合。时至今日，标准成本仍然指向产品成本，特别是在生产制造业领域，标准成本依然是有效进行成本控制的重要手段，并且与预算控制一道作为医院成本管理的根本组成。

标准成本制度的基本内容主要包括标准成本的明确、成本差的有效计算和分析、成本差的账务处理三方面。具体而言，标准成本的明确是将单位产品可达到和可接受的应有成本进行事先测定，进而确立起成本控制的目标值。对此，可将标准成本划分为三种类型，即基本的标准成本、理想的标准成本、正常的标准成本。在标准成本的实际运用过程中，主要是在产品成本这一概念之下运行的，也就是人们经常提到的单位产品标准成本表。但是，要想将其作为业绩评价的基本准则，就需要对其成本的可控性进行有效分析，最理想的情况莫过于标准成本就是可控成本，但是在实际操作的过程中达到这一理想状态并非易事，通常都会出现削弱成本控制功能的情况。在明确相对应的成本项目标准的过程中，其系统性和复杂性自是不言而喻，应由会计、人力资源、行政、后勤保障、技术、生产等部门共同参与，针对现实的生产与经营活动条件进行深入分析、测算、研究，最终制定出可实现的标准。

最后，在标准成本控制评价方面，这一阶段也有着明确的指向。其中，对相对成熟且发展稳定的医院而言，标准成本是进行成本控制的理想工具，相对不成熟、发展不稳定的医院则会导致失效情况的出现。标准成本制度的运行，通常能够激发员工更加积极主动地去获得有利差异，但是有关责任人不免会产生急于求成的心态，进而实施"反功能行动"，最终势必会导致成本控制走向失败。除此之外，该时代背景下的标准成本制度将"目标可达到的标准成本"作为运行的基本理念，这在一定程度上允许无效率的存在，进而不免会导致一些员工存在不思进取的心态，因此应该以"理想的标准成本"作为标准成本制度的运行理念。

（二）20世纪中叶至20世纪60年代末

在这一发展阶段，社会生产力和科学技术水平已经有了一定程度的提高，市场竞争的激烈程度也有所加剧，社会对产品的品质与功能无疑也提出了更高的要求，产品质量也成为广大消费者关注的焦点所在，在此背景下，全面质量管理随之成为医院服务流程中的一项重要目标。同时，在该阶段，成本控制理论逐渐将责任成本制、质量成本制、目标成本制作为成本控制的主要方法。

自20世纪50年代开始，上述观点已经开始显现。被誉为"全面质量控制之父"的阿曼德·费根堡姆于1960年出版了《全面质量管理》一书，明确指出了全面质量管理的定义，并且对质量成本项目和质量成本计算与分析方法进行了高度明确，这无疑扩大了成本管理的研究范围，并增加了成本管理的研究深度。其中，费根堡姆针对质量成本的含义给出了明确的解释。质量是指消费人群对产品的满足程度，具体则包括产品设计能够满足消费者心理需求的程度和成品与设计要求之间的一致程度两个方面。质量成本则是指在达到质量目标过程中所要支付或可能支付的代价。

在产品从无到有的过程中，质量成本必然客观存在，加强其成本管理并实现科学的成本控制必然会促进医院经济效益最大化的实现。因此，在医院质量成本管理过程中，主要将产品生产全过程所采取的管理活动，以及各项费用的支出情况和损失情况直观反映出来，并进行高质量的监督，进而为医院确立质量成本计划以及有效进行质量成本分析提供直接和客观的依据，从而使医院在服务流程中能够高质量地进行质量成本控制。

另外，就质量成本管理和控制的目的而言，就是要结合质量成本核算的相关数据进行系统性分析，找出成本控制过程中所存在的关键性问题，并以此为立足点制定出切实可行的解决方案和措施，最终在有效控制质量成本的同时，能够将各类质量成本进行合理配置，确保产品质量得到充分保障，并使成本达到最小化，让医院自身的经济效益实现最大化。对此，质量成本可由四个部分组成，分别为预防成本、鉴定成本、内部缺陷成本和外部缺陷成本。

（三）20 世纪 70 年代至今

时间进入 20 世纪 70 年代，成本控制已经不再将产品的成本作为重中之重，焦点转向导致成本产生的作业。其实质是，医院为了实现长期经营的目标，必须从整体性和战略性的角度将医院运营过程中的作业链进行系统化分析，并且要注重管理工作实施全过程中对各个领域的控制和新产品的研发等工作。在这一时代背景下产生了具有代表性的成本控制方法，包括产品生命周期成本法、作业成本法、战略成本控制。

具体而言，在 20 世纪 70 年代，生命周期成本计算成为管理会计实践的重要组成部分，[①] 该实践活动最早只应用于军事工业领域，在这一时期也开始应用于民用工业。20 世纪 80 年代末至 90 年代初，生命周期成本计算在全球的应用已经普遍，日本率先研究出全生命周期成本管理模式，在欧美国家得到高度认可并进行了大范围推广。

---

① 朱纪红.产品生命周期成本计算中目标成本计算与改进成本计算的比较 [J].现代会计，2002（2）：25-26.

从广义的角度讲，生命周期成本既涵盖生产者的成本，又包括消费者的成本。前者并不需要进行赘述，而后者则是指消费者在购买产品之后必然会产生的使用成本，以及在产品维护保养和废弃处理过程中所要产生的成本。从狭义的角度讲，对医院来说，生命周期成本是指医院和与医院相关联的医院服务流程中工作人员所要担负的成本的总和，具体指向产品研发、设计、生产、营销、物流、服务环节中所产生的一切成本，而这些成本可统一归为生产者成本。下面就通过图2-2将生命周期成本的具体构成清晰呈现在读者面前。

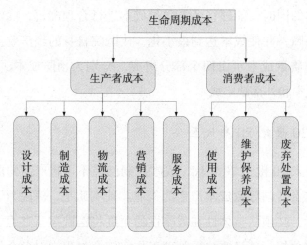

图 2-2　生命周期成本构成图

如图2-2所示，生命周期成本所涉猎的范围极广，不仅体现在生产者层面，而且体现在消费者层面，故而对其进行有效管理必然有利于实现医院未来发展的可持续性，推动社会经济实现高质量发展，并且能够将该成本控制的战略价值充分展现。生命周期成本控制的战略价值主要体现在两方面：一是生命周期成本标准的制定源于消费者对产品价值的评价；二是医院在获得市场竞争优势的过程中，做到成本控制视角的科学转移，让消费者成本得到全方位关注，进而形成全过程成本控制，通过"生命周期收入－生命周期成本＝生命周期经营利润"的计算方法，最终实现全生命周期成本达到最低的理想效果。

对医院而言，采用生命周期成本控制方法进行医院成本管理和控制的战略价值主要体现在两方面：一是利用完整的成本信息，可以得出产品在不同的寿命阶段成本的具体分布，从中掌握各种产品在生命周期的最初阶段所产生的成本在总成本中所占的比例，进而让有效进行成本控制拥有有力的侧重点；二是生命周期成本管理和控制能够客观呈现产品的盈利和成本的具体情况，具体表现在能够将成本项目之间此消彼长的关系清晰呈现出来，这有利于医院进行系统的成本控制，避免医院顾此失彼的情况出现。

对生命周期成本管理而言，其实质就是将生产者的成本和消费者的成本进行全方位的控制，无论是在产品的生产过程中还是在产品的使用过程中，都能保持成本总额的最低化。而产品生命周期的概念也可归纳为市场视角下的生命周期、生产者视角下的生命周期、消费者视角下的生命周期、社会视角下的生命周期的总称。①

从上述成本控制理论的发展历程不难看出，该理论从起步阶段的成本核算和成本节约，逐步走到全面成本管理，又起到战略化成本管理历经艰辛，其根本动因在于科学技术进步和市场竞争日益加剧，而这也让成本的本质在不同历史发展阶段不断加深。随着时代发展步伐的不断加快，现代成本管理理念正在不断优化，成本控制系统也随之发生转变，成本管理的原则和方法的优化程度更是不断提升，这些也是成本控制理论在现代社会高效运用和发展的动力所在。在现代医院寻求高质量发展的过程中，首先要坚持以市场为导向，其次要将技术、产品、管理、体制创新作为重要依托，将全面、全过程、全方位"三全成本管理"作为基本内容，最后要确保将严格、有效、健全的奖惩考核机制和现代管理方法作为重要途径，并且要根据成本收益的相关财务信息，以及生产速度、质量等非财务信息制定动态循环成本管理模式，以求医院成本控制能够达到新时代发展环境所提出的新要求。

---

① 龚芬.产品生命周期成本管理理论框架研究[J].财会研究，2009（12）：32-34.

第四节　绩效管理理论

绩效管理属于人力资源管理的范畴，可以提升企事业单位、团体、组织的管理水平，促进个人和组织发展目标的实现。公立医院运营管理体系的构建也是以高质量完成发展目标为根本目的的，因此绩效管理理论应被视为该管理体系构建的重要理论基础。本节就立足该理论和其在公立医院运营管理体系中的适用性进行论述。

一、绩效管理理论的内涵

医院绩效管理就是以医院及其内部工作人员共同目标的全面实现为根本目的，从而开展计划制订、辅导沟通、目标提升等持续循环过程，进而让医院内部全体工作人员的个人素质，以及医院整体绩效水平得到全方位和大幅度提升的管理措施。在此期间，根据绩效管理主体的不同，可将绩效管理模式分为两大类，即激励型和管控型。

就激励型绩效管理模式而言，其重点在于个人工作效率的全面提升，增加员工的劳动积极性；就管控型绩效管理模式而言，其更加强调各项操作流程的规范化，让各个环节能够在规定的制度下运行，这种绩效管理模式会在灵活性方面存在一定欠缺，但在绩效管理流程的完善性上会起到良好作用。①

二、绩效管理的应用优势

从公立医院的性质角度来看，公益性和高效性是其表现明显的基本性质。公立医院不仅日常的业务复杂，而且要严格遵照国家各项管控规定，有条不紊地将各项工作有序开展下去，从而满足广大群众卫生健康服务需求，建立理想化的治疗环境。相较于管控型的管理模式，激励型

① MANVILLE G, GREATBANKS R. Performance management in hybrid organisations: A study in social housing[J]. European Management Journal, 2020, 38（3）: 36-47.

管理模式更有利于公立医院在复杂环境下更好地开展各项工作。

　　然而，在绩效考核指标方面，公立医院未必都能够做到绩效考核指标趋于理想化，这样有可能导致绩效评价过于注重经济效益的评价，最终导致运行过程中出现过度医疗的行为。针对于此，在公立医院运营管理体系的构建中，宜采用管控型和激励型相结合的绩效管理模式，最大程度使医院绩效管理目标与个人管理目标保持一致，实现个人绩效目标高效率完成的同时，更利于医院绩效目标的高质量完成，以此为公立医院高质量发展提供强有力的保证。

三、绩效管理工具和方法

　　就现有绩效管理的模式来看，绩效管理工具和方法为企（事）业单位高效运行提供了重要支撑作用。其中，常用的绩效管理方法和工具有三个，分别为关键绩效指标法、平衡计分卡、360° 绩效考评法。

　　关键绩效指标法是指，在企（事）业单位实施绩效管理工作的过程中，始终根据当前发展的实际情况，将不同部门之间的计量指标进行充分细化，目的在于确保个人绩效目标与集体绩效目标能够保持高度的统一；与此同时，选取不同部门具有关键性的指标进行量化，进而从中找出企（事）业运行过程中合理的环节或措施，以及有待提升的方面。该绩效管理方法在公立医院运营管理体系构建与实践中具有较强的适用性。

　　平衡计分卡是指，企（事）业单位将愿景和目标划分为四个层面，即财务层、客户层、内部业务流程层、学习与成长层，并且围绕各个层面中的目标、指标、行动方案，结合组织使命、价值观、愿景、发展战略，将愿景和目标转化为现实，进而对各个职能部门绩效进行全面管理与监控，从而确保组织可持续发展和高质量发展。[1] 该绩效管理工具在

① NAJJARPOUR M, JALALIFAR H, NOROUZI-APOURVARI S. The effect of formation thickness on the performance of deterministic and machine learning models for rate of penetration management in inclined and horizontal wells[J]. Journal of Petroleum Science and Engineering, 2020, 191 : 40-48.

公立医院运营管理体系构建与实践中具有较强的适用性。

360°绩效考评法通常被管理者称为全方位绩效考核方法，其实质就是进行全员化的绩效考核，并且将成员的评价和意见进行汇总，其中绩效评价的主体包括员工本身、同事、领导、下属、客户等，从而全方位了解员工的绩效情况，确保员工自身的优势能够得到充分挖掘，短板能够得到提高。该绩效管理方法适用于公立医院运营管理体系构建与实践活动之中，能够确保工作在各个岗位的员工在自身发展上拥有强大动力。

综合本节所阐述的观点可以看出，绩效管理理论对公立医院运营管理体系构建与实践的作用明显，无论是绩效管理的工具还是方法，都能为公立医院运营系统的高质量运行提供强有力保障。

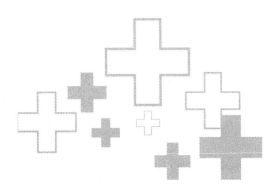

第三章　公立医院运营管理体系的构建目标与价值

公立医院高质量发展是新时代新医疗体制改革与深化背景下的战略目标所在，也是进一步提升我国医疗卫生事业整体水平的关键一环。针对于此，建立健全运营管理体系自然是公立医院可持续、高质量发展道路中的一项重要任务，其中，系统性地明确其构建目标与价值是关键中的关键。本章就以此为中心，对公立医院运营管理体系构建的目标与价值做出明确论述。

第一节　公立医院运营管理体系的构建目标

公立医院运营管理体系的全面构建是确保公立医院始终保持高质量发展的关键所在。特别是在新医疗体制改革全面深化落实的大背景下，全面提高公立医院医疗卫生服务质量和经营水平面临着前所未有的挑战，运营管理体系的构建无疑成为最直接也最有力的保障。不可否认，构建过程是一项系统的工程，由于运营管理体系构建目标的确定无疑为公立医院运营与发展指明了重要方向，因此在具体构建的过程中必须将构建目标放在重要位置。在这里，不仅要体现出宏观层面的构建目标，还要体现微观层面的构建目标，如此方可确保运营管理体系构建的大方向和具体实施内容始终保持高度明确。本节就以此为中心，对公立医院运营管理体系的构建目标做出系统性的概述。

一、近期目标

顾名思义，近期目标就是指在短时间内能够实现的目标，此类目标往往是实现中长期目标和长期目标的基础所在，在通常情况下以周、月、季作为目标规划的时间单位，具有短期性、具体性、可操作的特点。从管理层面出发，近期目标的制定通常从微观层面和具体层面出发，如针对公立医院某一科室或部门某一季度业务量的增长幅度制定具体目标，或者在某一类费用支出的具体控制方面制定目标等。因此，近期目标具有极强的实效性和过程性。

公立医院运营管理体系构建的实质就是要针对医疗卫生服务业务和经济业务存在的风险予以有效的防范和控制，进而形成一套科学化和系统化的内部控制体系。在此过程中，全院上下的决策层、执行层、监督层之间必然会形成紧密的联系，并且能够保持相互制约和平衡的态势，最终形成彼此促进和相互协调的关系，力求在全院医疗卫生业务和经济业务活动可以控制在合理范围之内的同时，确保全院上下一切医疗业务和经济业务高度符合法律法规，并且全院资产使用保持高度的科学化与合理化，同时账务信息本身具有高度的完善性、抗风险性、防腐性。

通过以上观点的阐述可以看出，在公立医院运营管理体系构建的过程中，微观领域的目标是近期目标的具体构成，除上文举例说明的两个近期目标外，还应包括管理信息系统完善、医疗服务费用支出控制、固定资产和流动资产科学配置等多个方面，如此方可确保公立医院医疗卫生服务与经济业务开展的效率和效果更加趋于理想化，并且公立医院自身的公益性、实效性、社会价值得到充分体现。

二、中长期目标

中长期目标往往以中长期发展规划的具体内容为依据，对每一项内容实施成果提出具体期望，由此可见中长期目标本身具有较强的宏观性和针对性两个重要特征。按照时间维度划分，中长期目标主要是指年度目标，目标本身也伴有一定的总结性色彩，这与近期目标存在明显不同。在公立医院运营管理体系构建的目标体系范围内，中长期目标也是不可缺少的一部分，如年度预算控制和年度收支平衡目标等。

随着"十四五"规划的全面开启，国家在公立医院运营管理方面下发了一系列政策性文件，要求规范公立医院经济活动和相关业务活动，力保公立医院运营的全过程能够对风险进行有效防范。在此背景下，建立风险防控体系和内部约束机制就成为公立医院运营管理体系构建的重要任务，并且也必须将其作为中长期目标的重要组成部分。

早在2020年，国家卫生健康委员会和国家中医药管理局联合颁布了《公立医院内部控制管理办法》，明确指出公立医院要强化公立医院内部控制的建设力度。随着时间的推移，公立医院普遍在近几年间取得显著成果，既针对内部环境进行有效管控，又针对外部风险进行全面而深入的分析，进而形成风险预警，如此方可确保公立医院面对新时代乃至未来社会发展所不断提出的新要求，始终能够在医疗卫生服务方面和经济业务方面为其发展提供条件。

此外，在公立医院运营管理体系构建的中长期目标中，还要将运营管理思维方式的转变作为重要组成部分，全面实现业财融合的同时，力保公立医院运营管理体系能够全面实现高度的信息化和数字化。

三、长期目标

长期目标往往是结合发展战略规划而制定出的具体战略性目标，不仅对当下发展有着至关重要的推动作用，而且对未来发展具有深远影响。

此类目标通常体现出较为明显的整体性和宏观性特点，能够为未来的发展指明大方向并提供较为完整的行动方案。从时间角度出发，长期目标通常可分为1—5年发展目标以及5—10年发展目标。就公立医院运营管理体系构建的长期目标而言，也可以将5年、10年作为目标规划的时间节点，目标的具体指向则是可持续发展和高质量发展两方面，并做出具体的远景规划。

就目前而言，公立医院收支规模正以前所未有的速度不断扩大，无论是在医疗卫生服务方面，还是在教科研活动、预算资金、资产成本管理方面，人力、物力、财力的投入力度和科学配置无疑都面临前所未有的考验，各项活动的系统性和复杂性也在不断提升，各方面的高质量运行已经成为公立医院当下乃至未来长期发展所必须完成的任务，如此方可确保公立医院社会公益性和运营高效性能够始终满足社会发展的切实需要。正因如此，不断补齐内部运营管理各项活动的短板，并且做到精细化管理和高效益已经成为公立医院运营管理体系构建的长期目标所在。

早在2020末，国家卫生健康委员会就下发了《关于加强公立医院运营管理的指导意见》，在此之后又针对公立医院内部控制管理、预算管理、绩效评价、成本核算管理等多领域出台了与之相对应的指导性政策和文件，其目的就是为公立医院实现可持续、高质量的发展指明方向。通过对有关指导性政策和文件的深入解读可以发现，运营管理体系的构建与落实不仅体现出极强的系统性和复杂性，而且体现出意义深远的特点，如医疗联合体的构建与形成等，因此运营管理的一体化建设是公立医院运营体系构建的长期目标中的重要一环。

除此之外，伴随新医疗体制改革的不断深化，各项关于公立医院高质量发展的相关政策也陆续出台，如2021年《关于推动公立医院高质量发展的意见》等，对公立医院未来发展的性质和角色进行了更进一步的定位，公益和质量效益成为公立医院未来发展的努力方向，而这也意味着运营管理由传统的粗放式管理逐步转变为精细化管理，管理的全过程必须实施高度的内部监督和内部评价。另外，随着数字化与智能化的到来，公立医院运营管理更要将数字化管理和智能化管理作为未来发展的主要方向，因此数字化管理、智能化管理也是公立医院运营管理体系构建中的一项重要长期目标。例如：全面深化公立医院运营管理数据规范，实现高度的数据治理；全面强化公立医院运营管理体系层面、技术层面、模式层面的深度创新，为健康中国全面建设提供强有力的支撑。

通过以上观点的阐述不难发现，在公立医院运营管理体系构建过程的不同阶段都有着明确的目标定位，并且目标本身呈现出多样性和综合性两个重要特点。无论是近期目标、中长期目标，还是长期目标，都是注重为群众提供更好的医疗卫生服务，只是因为具体目标所关注的层面不同，所以目标本身的效果实现也具有不同难度等级，实现的过程也会存在明显的先后顺序，但是其价值都会对公立医院的未来发展起到至关重要的影响和推动作用，而对其价值的研究是本章下一节所要呈现的内容。

第二节　公立医院运营管理体系的构建价值

公立医院运营管理体系的构建是确保医院在医疗卫生服务质量以及医疗卫生服务效率不断提升的前提下，科学进行成本控制，发展可持续性的关键所在，因此在构建公立医院运营管理体系的过程中，必须高度明确其具有的价值，并将其价值加以充分细化，形成一套完整的价值体系，如此方可确保公立医院运营管理体系构建的必要性和紧迫性得到高度认可。本节就以此为立足点，从三方面对公立医院运营管理构建的价值体系予以阐述。

一、有利于开展员工关系管理

为了达到最大化地利用人员的创造力、增加医院经济效益及社会财富的目的，在制定人力资源管理制度时，要从开发人才能力的角度，按照医院未来发展的需要，结合医院的长期发展目标，对包括管理层在内的员工进行统一的规划，开展员工关系管理，并建立相关的保证机制。

在制度方面，在设计员工关系管理框架体系时，秉持科学、实用、操作性强的框架体系设计原则，从而给医院的职员创造一个公平、公正、公开的工作环境。人力资源管理的日常工作要发挥员工关系管理职能。在绩效考核指标中列入员工关系管理，引起医院各级管理人员对其的重视，达到在医院内开展全方位的员工关系管理的目的。在组织方面，人力资源管理部门要把员工关系管理的工作安排给专门的人员来进行，并密切关注工作需要的变动，据此调整员工关系管理人员的力量。在经费方面，给予员工关系管理一定的专项费用，加大投入力度。在实施方面，对管理人员进行一定的培训，尤其是医院主任以上级别的管理人员，使其熟悉员工关系管理理论、制度，并会应用相应的工具对员工关系进行管理。

二、有助于资源管理的高度完善

人才是公立医院的核心竞争力，现代人力资源管理理念的基础是"以人为本"，充分尊重个体，评估和满足员工的合理需求，加强沟通，营造和谐的人际关系。人力资源管理不仅仅是医院人力资源部门一个部门的任务，从医院领导到科室主任再到普通职工，都是人力资源管理中的一个环节，都应承担相应的人力资源管理责任。医院需要充分认识到做好人力资源管理是医院实现发展战略的重要条件。人力资源管理工作的重点应由传统人事管理的以人员管理为主转到现代人力资本和资源管理与开发上来。

第一，设置人力资源管理目标，将人才开发和人才使用与医院的整体发展战略相结合；第二，扩大人力资源管理的内容，将机构设置、岗位设置、人才招聘、员工培训、文化和团队建设等纳入管理内容，确保优化医院人力资源配置；第三，充分挖掘人才价值，注重人才的继续教育，结合员工的实际需求，设置与医院发展目标相匹配的员工发展目标，从而在实现员工个体价值的同时，提升医院整体价值；第四，采用多元化管理手段，对不同层级的员工采用不同的管理方法，协调管理者和管理对象之间的矛盾；第五，建立以能力和业绩为导向的人才评价机制，包括评价标准、评价方式、评价手段，确保人才得到最适合的岗位，拥有展示自己才华的平台。

医院的物资资源对于医院而言是重要的运营资源之一，尤其是随着新医疗体制改革的政策不断落地，医院必须提高物资资源管理意识，制定对医院自身最合适的物资资源管理方式。对于物资资源管理，应该从物资资源的需求计划开始，到物资资源的实际采购，再到物资资源的储存管理、物资资源的合理消耗，对整个流程进行优化，基于医院的目标设定相对应的预算管理，并且依据预算对物资资源进行合理采购引入。物资资源到医院后有着专门的仓库管理和领用机制，各需求部门根据预算进行物资领用，物资资源管理部门对领用单位所领取的物资资源进行消耗追踪和回报追踪，从而使医院物资资源得到最大化利用，减少物资资源闲置、浪费等现象。

三、有利于加快公立医院向信息技术化运营管理迈进的步伐

先进的信息科学技术是帮助医院开展运营管理的重要渠道。有效的信息化系统可以帮助医院的管理者对海量数据进行存储和分析，从各类型的信息模块形成的数据中，快速、高效地抓取有价值的信息和数据，分析数据之间的相互关系和变化趋势，从而挖掘出数据背后的运营实质，获得决策支持依据，更好地进行资源配置和管理。医院可通过搭建运营管理系统，将医疗管理、教学和科研管理、财务管理、人力资源管理和物资供应管理等管理环节均纳入信息系统中，实现业务流程的闭环管理，

优化流程，提高服务效率，提升管理能力和决策水平，促进医院运营目标的实现。医院还应抓住大数据技术的发展机遇，积极布局"互联网＋运营管理"，搭建医疗大数据平台，开展移动医疗，逐步实现医院信息资源化、运营管理信息化。

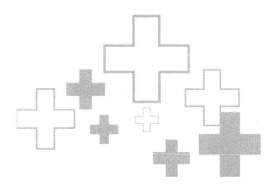

第四章　公立医院运营管理的核心

　　对公立医院运营管理体系构建的总体方案来说，明确该管理体系构建的时代背景以及相关的理论基础、目标、价值是最为基础的环节，除此之外，要明确该管理体系的核心所在，进而确保构建的整体方案能够具备完整的框架。在这里，将医疗卫生业务和经济业务高质量融合，最终形成高效的业务流程管理和全面预算管理则是公立医院运营管理重要的两个核心。本章就分别围绕这两个核心加以研究，并提出与之相对应的研究观点。

第一节　业务流程管理

　　面对新时代医药卫生体制全面深化改革的大背景，医疗市场的社会竞争压力正在不断扩大。在中国社会经济飞速发展这一不争事实之下，居民物质生活水平正在不断提升，公立医院日常运转能否全面满足人们越来越高和越来越多样化的就医需要，能否让患者就医过程的满意度不断提高，成为公立医院运营的命脉所在。持续高效的业务流程管理能够为公立医院良好运营提供保障。本节就以此为立足点，从医疗卫生业务和经济业务两方面入手，对持续高效的业务流程管理做出系统性论述。

一、依托全面满足患者就医需要进行医疗卫生业务和经济业务流程再造

打破并再造业务流程是公立医院反思和重新设计业务流程的根本途径，也是公立医院面对当前医药卫生体制改革大背景和残酷市场竞争的环境必须深度思考的问题。全面满足患者就医需要是确保业务流程管理始终保持持续高效状态的根本理念。打破并再造的业务流程要从医疗卫生业务和经济业务两方面入手。

具体而言，公立医院要针对医疗卫生成本和各项风险进行全面控制，并且要全面增强全院医疗质量和抗风险能力，不仅要确保全员发展紧跟新医疗体制改革的步伐，而且要确保公众就医的满意度全面提升。除此之外，公立医院还要在服务响应速度等方面予以不断加强，力保医院关键性绩效评价指标始终能够处于深化调整状态，全面增强医院的核心竞争力。

面对新科技、新技术、新材料的不断涌现，公立医院在业务发展上要有新的更为突出的侧重方向，将全面提高医院整体服务质量作为关键中的关键，以满足广大患者的切实需求。其中，既要确保医院医疗卫生业务成本的有效控制，又要确保服务质量实现最优化，帮助患者减轻病痛的同时，能为之提供满意的医疗服务。这有利于促进公立医院高质量发展。

综合以上观点来看，医院必须强调持续高效的业务流程管理。过程中，业务流程的打破与再造以作业成本法为基本支撑，做到精确计算医疗卫生业务和经济业务成本的同时，将其有效应用于医疗服务、预算管理、医疗项目价格制定，以及病种价格制定、服务项目开发、医院盈利和运营能力分析方面，力求医院正常运转过程中带给患者的服务与医院的医疗卫生业务和经济业务收益之间能够形成紧密联系。在这里，不仅要特别关注上文中所提到的医疗卫生服务等医疗卫生业务投入，而且要

高度关注医护人才高质量培养、医学领域研究、健康科普、疾病预防等方面的经济活动投入。

二、依托作业管理消除医疗卫生业务和经济业务不增值作业

从公立医院的可持续和高质量发展角度来看，医院应通过分析每个科室运营情况，将不具有增加价值的作业剔除掉，同时提高可能具有增加价值作业的工作效率，力保医疗资源不必要消耗的情况得到最大程度避免，确保医院经济运营全过程始终有最大化的综合效益和有效产出，而这也正是医院全面实现成本目标的必要条件。其中，医疗卫生业务和经济业务是重要着力点，作业预算也是重要抓手。

医院要通过作业预算将具有增值潜力的医疗卫生流程和经济流程加以系统规划，并且还要加以全面约束和控制，最后还要采用"为医院带来价值增值"这一目的的预算管理方法，找到"医疗资源"和"满足患者就医需要"之间的经济运营平衡点，确保医院医疗卫生服务不再是直接消耗资源，而是为医疗转换过程提供强有力服务的作业。

除此之外，医院还要深刻认识预算的本质是流程和机制。就公立医院而言，要将作业、流程、价值链三方面作为一个完整的预算组织，消除部门和科室之间割裂感的同时，还要促进跨部门事项处理工作的全面开展，真正让预算和其他管理手段之间形成有效结合，保证医院能够在第一时间发现各部门、各科室、各学科建设与发展存在的不平衡现象，以及工作运行效率低的现象，并从中找出其根本原因。这能够为医院资源分配高度合理化提供较为理想的前提条件，特别是在稀缺资源的分配上实现更高的科学性与合理性。

另外，在探索公立医院业务流程和作业不断优化的道路过程中，要高度重视增值和非增值作业究竟指的是什么，这样不仅可有效弥补基础预算的短板，而且能确保未来医院绩效能够得到客观评估，以此为科学制订各

项战略规划和长期发展规划以及医院短期发展目标提供有力的依据。

三、通过预算展现员工价值观念和行为规范

从预算的本质出发，它不仅是一种科学的管理方法，而且是向管理者传递的一种明确思想，即如果一家企（事）业单位始终坚持预算管理制度，往往会让预算成为一种文化，深深印刻在员工内心深处，久而久之就会成为员工日常工作的行为规范。公立医院持续高效的业务流程管理自然也是如此。

医务人员进入医院开展各项工作不单是为了履行医护人员崇高的使命和神圣的职责，同时也是为了自身的利益和实现自身价值最大化。其中，前者无疑是将后者转化为现实的重要前提，而对后者而言，在完成向现实转化的过程中，要有吃苦耐劳的精神，以及将本职工作做好的决心和信心，这样才能将满足患者不断提出的新要求作为工作动力，并且能够保证动力不会枯竭。这是患者能受到优质医疗服务的基础条件，更是全面提高公立医院患者就医舒适度和满意度的关键所在。

医疗卫生业务和经济业务无疑是公立医院运营的主体，提高患者对医疗卫生业务和经济业务的满意度必然会让患者忠诚就医的态度进一步增强，这不仅能够让公立医院的品牌形象得以树立，而且会增加患者重复就医的概率，最终促进患者养成良好的就医习惯，更有可能为医院直接带来新的就医患者，而这是医院医疗卫生业务和经济业务流程管理高效性的最终结果体现。

综合上述观点不难发现，在新医疗体制改革背景之下，确保公立医院始终能够以持续高效的姿态进行业务流程管理是一项系统工程，其间不仅要将侧重点落在医疗卫生业务和经济业务之上，而且要将业务流程的再造以及科学合理的预算视为关键中的关键，由此方可确保公立医院业务流程管理的高效性得以长时间保持，为医院整体健康平稳的运行提供有力保障。

第二节　基于业财融合的全面预算管理

业财融合是财务管理工作当中非常重要的一环，业财融合指的是将企业的业务与财务进行有效融合，使财务人员能够形成整体概念，更好地优化企业资源配置；除此之外，做好业财融合还能够使资金风险大大降低，为企业健康发展保驾护航。如本章的导入部分所述，公立医院高效落实全面预算管理工作是运营管理体系的核心之一，但切实做到高效率开展全面预算管理工作并非易事，应将其视为一项系统工程。其中，既要有科学的设计方案，又要有一套完整的运行机制和一体化平台作为重要支撑条件，如此方可确保业财融合前提下的公立医院全面预算管理工作高效率开展。对此，本节内容就立足上述几个方面，对业财融合前提下的公立医院全面预算管理工作的实施路径做出系统性论述。

一、基于业财融合的公立医院全面预算管理体系设计

公立医院全面预算管理工作的高质量开展要有一套完整体系作为支撑条件，业财融合前提下的公立医院全面预算管理工作的开展也不例外。其中，管理体系构建过程和结果是否合理需要有理想的设计方案，而理想的设计方案应包括组织架构和内容体系两个层面的科学设计。以下就立足上述两个层面分别做出明确阐述。

（一）组织架构层面

在组织架构层面立足医院战略发展规划蓝图，同时结合医院各个院区的组织结构设置情况，打造出适合全院运营和发展的全面预算管理组织结构，进而将预算作为公立医院全面提升运营效率的重要抓手，让医院业财融合不再存在任何壁垒，并能帮助其融合深度实现不断增加。

具体而言，应建立全面预算管理委员会并作为决策层，建立全面预

算管理办公室并将其视为管理层，建立预算归口管理部门和预算单元并将其视为执行层。

（二）内容体系层面

在业财融合的前提下，公立医院全面预算主要包括收支预算、成本费用预算、筹资投资预算、业务预算等，并且彼此之间存在密切的联系。其中，业务预算具有根本性，能够为开展成本费用预算及筹资投资预算提供重要依据。公立医院财务预算是一系列专门反映公立医院未来一定时期内财务状况和经营成果以及现金收支等价值指标的总称。由此可见，上述四项预算的内容具有极强的系统性，最终将以医院收入费用总表、收入费用预算明细表、现金流量预算表、资产负债预算表、财政补助收支预算表的形式呈现出来。

二、基于业财融合的公立医院全面预算管理体系运行机制

构建全面预算管理体系的最终目的就是要能够实现高效率运行，确保运营过程中成本能够得到有效控制，有限的资源能够最大限度满足受众群体切实需要。针对于此，在公立医院全面预算管理体系的构建过程中，必须将业财融合作为基本前提，同时还要将运行机制的构建作为重要抓手，以此来确保公立医院运营全过程切实达到上述目的。接下来本书就以此为中心，对运行机制构建的全过程做出系统化的论述。

（一）打造预算管理体系的多级化局面

在打造基于业财融合的公立医院全面预算管理体系运行机制过程中，首先要确保在医院发展战略目标之下构建，并且预算要体现在医院、职能部门、各业务科室三个层面，由此确保预算控制达到全面化目标。在这里需要注意的是，在确定各层级预算内容和指标的过程中，要紧紧结合医院发展的实际情况，立足不同层面和不同性质的预算单元来进行，

以此让指标体系呈现出多维度特征。接下来本书就立足"多级化"对预算管理体系构建和相关内容、指标做出明确阐述，为公立医院全面预算管理体系运行机制的形成夯实基础。

1. 医院层面的总预算

全院总预算工作是以经济业务为指向的预算，所以预算方式是以会计账务处理的形式来进行的，其职能必然要求将传统的归口预算转变为会计专业语言。详尽言之，就是要通过预算管理系统将预算项目和科目之间存在的关系加以明确，并且还要厘清预算科目和经济业务之间的对应关系，进而将预算项目细分成经济科目，最终实现与职能归口层面的预算形成有效对接。

其中，具体的预算体现形式应为财务报表，而预算控制的重点应立足收支报表、财政资金使用情况、现金流量，预算控制的方式应在于报表分析和评价考核，预算控制的特点应体现为全局性和事后性两方面。

2. 职能归口层面的预算

该层面的预算是公立医院全面预算管理体系的核心环节，也是医院层面总预算和业务科室层面预算的衔接环节，因此在业财融合前提下的公立医院全面预算管理体系运行机制的构建中，必须将高质量开展该层面的预算视为重中之重。

其具体内容应包括业务的收入预算、员工薪资和福利待遇费用预算、员工家庭补助支出预算、办公费用和科室专属材料费用的预算、修缮工作以及各项建设费用的支出预算。这五项预算工作要进行全过程性的控制，并且要有完备的管理体系作为平台。其中，管理平台建设应具备两项基本功能：第一项基本功能就是可以对现有的业务事项管理系统进行全面管理，第二项基本功能则是应具有经费报销模块。前者是为了业务管理系统通过互联网更好地实现跨系统互联互通，将所有的预算信息体现在管理体系平台之中，让预算控制从财务部门延伸至业务部门；后者是为了使全院职工个人报销事项能够得到更好的运行，让预算项目在信息系统中实现管控。以职工的差旅费线上流转为例，职工个人可通过授权登录至全面预算管理系统填写报销申报单，之后系统则会自动将其审批信息和相关费用标准调入，并将报销总金额计算出来，在审核人员和员工确认后完成报销工作。

通过以上观点阐述不难发现，职能归口层面的预算体现形式主要为经济业务，并非医疗卫生业务，预算控制的重点往往为资金的使用情况，预算控制的方式通常是以各项业务系统和经费报销系统来实现实时控制，预算控制的特点更是体现在职责明确性和刚性控制两方面。

3. 业务科室层面的预算

该层面的预算作为公立医院全面预算管理体系的基础层，预算管理的重点应包括三方面：一是要与医院信息系统之间能够形成相互对接，二是能够针对各个物资消耗环节发出预警信号，三是在全面预算管理系统中加入综合运营管理平台。

上述三方面不仅可以实现各业务科室能够将预算指标进行及时更新，具体如科室业务总量、人均每次费用、检查和检验所占比重等，与此同时，还能确保每个业务科室在物资消耗预算指标达到临界值之时能够发出预警提示信息，确保预算控制始终能够保持在合理范围之内。除此之外，各业务科室的相关数据报表更能为全院经济业务管理提供强有力的支撑作用。

通过上述观点可以看出，该层面的预算管理主要形式为对业务指标的计算，其重点在于对业务量、均次收入、收入结构和物资消耗占比进行实时查询，并且能够提供预警信息，预算控制的特点更是体现在弹性和保障性两方面。

（二）积极做好预算编制工作

从预算运行体系的基本构成角度来看，打造预算管理的多层级局面是为全面预算管理工作高质量运行指明大方向，因此是公立医院全面预算管理体系运行机制构建的首要环节。在此之后，以预算编制工作为核心，确保全面预算管理能够得到高质量运行。在此期间，应将重点放在三方面：一是要做好前期准备工作，并以系统化作为基本要求；二是各层面的预算目标做到高度明确，并以全面性为基本要求；三是要做到各层级之间的上下结合，并以分级制定年度预算为根本要求。

就系统化的准备工作而言，先要确保全面预算管理委员会和预算管理办公室积极组织，对上一年度的预算工作进行全面总结，让新一年的预算编制拥有坚实基础。随后要针对上一年的全面预算数据进行深入分析，找出其预算差异所在，并对其差异形成的原因进行深入讨论。同时要结合新时代医疗卫生事业发展的大环境，对下一年度的医院总体收支情况加以研判，进而明确医院年度预算目标，并且为预算编制工作的科学性、合理性、可实现性的全面提升提供重要依据。在此之后，医院财务部门要将所有基础数据进行核实，包括预算归口部门所上报的各项预算预测基础数据，以此为预算编制始终保持高度准确提供强有力的保证。最后，要打造出储备预算项目的数据库，并且针对事前预算进行绩效评价，对相关数据进行全面论证，而论证结果则要上传至该数据库之中，并实施全面的数据管理。

就全面性的各层级预算指标制定而言，其重要性主要体现在能够为量化全院战略发展提供重要的依据，而这也是全院全面预算指标的科学制定和高质量开展全面预算管理工作的关键性前提条件。其间，必须将全院的战略发展目标作为根本，并且要全面结合预算归口部门具体工作目标，初步制定出全院下一年度发展目标、发展规划、发展重点。其中，预算归口的工作目标的涵盖范围应在于以下几方面：一是初步制定医院年度工作目标和实施方案，二是与组织人事部门共同制定人才引进计划，三是与运营和绩效管理部门共同初步制定医院业务目标，四是与财务管理部门按照有关要求和标准共同制定全院整体收入规模和结余率等目标。此后，预算管理办公室则需要根据全面预算管理委员会所提出的具体要求，针对各部门所肩负的职能，将年度预算总目标分摊至职能归口部门和相对应的科室和部门。

就上下结合的分层级编制年度预算而言，预算归口职能部门要将制定的预算编制说明传递至各科室和部门，通过预算项目阐明科室和部门日常工作任务。预算编制说明必然要体现出层级性，遵循上下结合的原则进行年度预算编制，并且要做到按照职能和步骤的不同落实预算编制工作。在职能不同的预算编制工作中，不仅要针对各科室和部门岗位和责权分工进行全面界定，对其工作内容进行细致划分，而且要针对职能分工的不同，打造职能归口预算项目储存库，进而让编制预算的主体能够得到高度明确。在步骤不同的预算编制工作中，先要做到将任务进行科学分解。其原则在于有关部门要将医院全年运营目标合理分解并分摊至相对应的科室和部门，并且作为科室和部门负责人的目标责任考核的一项重要指标，真正确保每个科室和部门都有相对应的目标考核具体内容。随后则要进行综合性的权衡，每个归口职能部门都要将临床业务科室所承担的工作任务和运行指标进行汇总，并结合价值创造与资源配置高度对等的原则，将其与全院发展战略规划之间进行综合平衡，以此确保各项资源的采购计划更为科学合理，资源的应用效率和效益也能随之达到理想水平。最后则是对年度预算进行初步编制，并且将其预算编制报告提交至院全面预算管理委员会。其中，要根据职能分工和科室及部门的年度工作目标，通过了解和分析当前情况→明确总体目标→制定绩效指标→计算指标值→确立实施方案的流程，得出最终预算编制结果的同时，将其上报至院全面预算管理委员会。

（三）预算执行的彻底化

所谓的"预算执行"，其实质就是要将预算方案在运营过程中进行全面落实，并且全面实现预算目标，助力运营过程的高质量发展。在此过程中，需要注意以下几个方面：一是全面预算管理委员会在得到医院全年预算批复之后，要严格执行层级下达预算指标，并确保其能够覆盖各项业务活动的每个细节；二是涉及经济业务的预算要确保预算金额高度具体，并且在支出标准和资金来源方面做到高度清晰化，既可以通过年初一次性下达全额预算指标的形式来进行，也可以在各科室有效应对医院突发事件的过程中，按照临时需求年度预算指标按比例进行分批次下达。在完成以上工作流程之后，再利用已经建立的预算管理系统，对其执行情况加以实时管控。其中，具体的管控流程方式主要包括以下四种。

1. 预算项目资金总数有效结合资金运用审批制度

在预算执行流程中，可将医院资金运用的审批制度作为重要依据，对职工岗位级别和资金使用数额的审批权限加以完善，让不同性质的工作岗位都能拥有预算执行的具体流程。

2. 预算的绝对值指标控制有效结合相对值指标控制

就当今公立医院高质量发展的道路而言，必然会涉及一些重大项目，针对这些项目设定绝对值和相对值指标，必然能够对预算进行有效控制，其原因在于如果资金投入临近设定的值域，那么必然会触发系统预警，进而相关主管部门则可以介入并对其采取相应的控制措施，以免重大项目的执行受到严重影响。

3. 预算指标值的约束限制有效结合预警信息

在公立医院预算执行过程中，可根据所设置的预算项目类别，个性化制定出不同预算项目的预警标准，一旦预算事项超过预警标准上限或低于预警标准下限，那么预警系统则会在第一时间将预警信息推送给有关负责人，提醒其对项目预算进行实时监控，并且能够帮助有关负责人通过预警系统远程控制预算项目。

4. 信息系统刚性控制有效结合特殊项目授权审批控制

就全面预算的基本构成而言，预算绩效管理是重要的一部分，也是确保运营过程能够全面达到预算目标的一项重要保证。公立医院建设与发展应通过科学的绩效评价体系和绩效评价方法，最终打造出合理的全过程预算绩效管理链条，并且打造出具有高度完善性的全面预算绩效考核制度（刚性与弹性相结合），以此确保医院预算管理目标始终保持理想化。

（四）预算考核的精细化

从全面预算管理的基本构成角度来看，预算绩效管理无疑是核心组成部分之一，其作用体现在能够成为公立医院全面实现预算目标的重要保障。公立医院在业财融合背景下开展高质量的全面预算管理工作的目的就是要让其预算目标得以实现，为此有效开展绩效考核成为至关重要的一环。其间，确立明确而又精细化的绩效考核指标，并且将考核过程与内部收入分配紧密结合起来无疑是明智之举。

1. 指标的高度明确

在公立医院预算考核的全过程中，关键点是先要确保从预算的本质出发，再从预算的类型入手，进而让预算绩效评价体系构建过程能够拥有较为坚实的基础。在此期间，要将业务量、日常支出、采购三方面预算作为重要着眼点，强调医院医疗卫生服务与行政管理项目的产出和效益，最终再集合公立医院各科室和部门的岗位职责，形成一套较为系统的预算绩效评价体系。

在此期间，业务量的预算主要针对全院的业务规模以及全院的工作效率两个方面确立绩效考核指标，如门诊接诊量、出院人数和次数、手术量、平均床位使用率等。日常支出的预算主要立足于财政项目制定绩效考核指标，期间要高度坚持"支出必问效，无效必问责"的基本原则，进而从医疗卫生服务项目产出成果和工作效率两方面明确绩效考核指标。采购的预算应围绕采购计划目标、进度执行情况、采购完成的及时性、采购资金的节约情况四方面确立绩效考核指标。

2. 保持与内部收入分配的深度结合

从绩效考核的作用角度来看，绩效考核就是要全面激发员工日常工作的积极性和主动性，让其价值能够得到最大程度的体现，公立医院全面开展绩效考核工作自然也以此为目的。针对于此，在业财融合的前提下，公立医院绩效考核工作的开展必须将医院、科室和部门、员工绩效目标的高度一致放在重要位置，而对将其转化成为现实自然应提起高度重视。在这里，将绩效考核与医院内部收入分配高度结合起来是理想途径。

其间，全院应始终保持各科室和部门全面开展绩效考核工作，并立足其预算执行情况和差异分析，将差异责任按照层级划分的形式逐层落实，最终形成以预算为依据的全方位执行责任体系。除此之外，还要将各部门和各阶段预算执行情况以及绩效目标完成情况进行准确计算，并将其与绩效考核的结果和整体绩效考核的过程相挂钩，作为医院内部收入分配的主要依据之一，这无疑会让公立医院绩效考核的导向作用得到进一步体现。

三、业财融合一体化平台的构建

从理想目标的角度分析，公立医院在实现业财融合的前提下开展全面预算管理工作，不仅要有科学化的组织管理体系、内容体系、管理指标体系以及预算编制等条件作为前提，而且要确保公立医院各科室和部门业务系统能够与预算管理系统保持互联互通，以此让不同领域和不同业务的相关数据能够保持交互状态，并力求为公立医院业财融合提供理想的一体化平台，让全面预算管理的功能可以得到进一步深化。图 4-1 就将业财融合前提下公立医院一体化平台构建路径以最直观的形式呈现了出来。

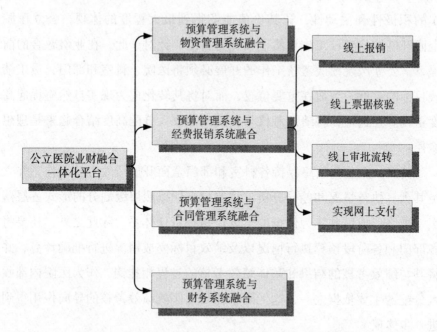

图 4-1　业财融合前提下公立医院运营一体化平台构建途径

在新医疗体制改革全面深化大背景下，公立医院的可持续发展必然要有一套理想模式作为支撑，业财融合是最为理想的选择，同时该模式的形成也需要有一个较为完整的信息平台作为关键支撑条件。由图 4-1 可知，真正将业财融合一体化平台转化为现实无疑是一项系统工程，接下来就立足图中所呈现的四方面，对具体操作予以系统阐述。

（一）预算管理系统与物资管理系统融合

就功能性而言，公立医院物资管理系统的功能主要体现在以下方面：一是提供采购申请功能，二是提供采购计划功能，三是物资中期验收入库的功能，四是出库配送功能，五是后期物资调拨的功能，六是物资后期的维修、折旧、报废功能。这些功能都是从业务管理层面有效进行资源配置的重要功能体现，故而也充分展现出公立医院物资管理系统本身所具有的科学性和保障性。

再从公立医院预算管理系统的作用角度分析，其作用主要体现在能够确保以医院资金形式的资产为基础，有效构建计划编制、执行控制、后续评价的功能性管理系统，而这与公立医院物资管理系统的性质存在明显共性，因此上述两个系统在运行过程中，大量的数据交换也是常见现象。

在信息化程度不高的情况下，常规的业务操作通常需要财务人员和物资管理人员通过人工对比审核，或者是以报表计算的方式来进行，以求最新的预算执行情况能够直观呈现在人们面前，这样不仅让预算管理工作和物资管理工作的效率大大降低，更让身处这两个岗位的工作人员面对很大的工作量，数据本身的及时性也不能得到充分保证。针对于此，医院应将上述两个管理系统进行全面优化升级，实现将两套管理系统纳入一个数据平台之中。

在全院业务流程的运行过程中，应做到预算管理系统与物资管理系统能够有明确的交集，让医院前期的计划采购申请、物资出入库、付款结余环节能够根据采购预算严格执行，进而形成一套完整的流程，力保物资采购全过程始终能够在预算范围之内进行。

针对全院前期的物资采购申请，物资管理系统要为各科室和部门提供一张系统的物资采购申请单，在各科室和部门填写并提交完毕之后，要流转至院预算归口部门，财务管理人员要结合科室和部门具体采购的物资类型，有针对性地选择预算项目，并且将预算管理系统中所需要的预算资金进行冻结，切实做到在无预算的情况之下不进行任何采购。在前期的采购申请流程全部结束并最终获得审批之后，医院要同时开启物资采购招标流程。

在物资采买环节结束、进入物资入库环节之后，库房管理人员要在物资管理系统菜单中选择"待入库物资"选项，并获取物资采购申请单，随后则是根据所开具的发票金额在管理系统中填入相对应的入库金额，而物资管理系统则会以此为依据，将冻结的预算资金总额及时更新。

在物资出库环节中，各类物资会陆续配发至相对应的科室和部门，在该环节之中也充分涉及业务层面的预算管理工作。在此环节中，应该高度注意到公立医院本身的业务具有一定特殊性，必须通过绝对值和相对值结合的方式，结合与之相对应的预算指标进行业务层面的预算管控，同时在一定程度上加以弹性控制。具体来讲，就是利用维护物资类别字典库与预算指标所存在的相互对应性，在出库记录明细中找到与之形成自动匹配的预算指标，预算管理系统则会实时更新各科室和部门的具体预算指标，一旦预算指标的执行过程接近临界线，那么预算管理系统则会发出预警信息，各科室和部门则要有针对性地采取相关措施，对其进行有效的预算控制。

在物资采购的支付环节中，采办人员要通过物资管理系统和预算管理系统所勾选的入库清单来自动生成汇款清单，并且通过数据接口的有效对接，让前者和后者在预算管理系统中能够自动形成数据更新，在信息流转的过程中完成物资采购支付和预算项目资金的解冻与核销。该操作流程实现了公立医院预算管理系统与物资管理系统的深度结合，并呈现出相互交融的状态，也为其实现业财深度融合夯实了基础。

（二）预算管理系统与经费报销系统融合

在业财融合前提下的公立医院全面预算管理过程中，一体化平台构建过程要有明确的资金运用审批制度作为重要支撑，确保预算管理系统与经费报销系统之间能够形成有效融合。在此过程中，根据经济事项和资金额度存在的具体差异，对报销条件和审批流程进行针对性设置，进而形成具有高度整合性和统一性的信息平台，真正实现通过系统套用标准，切实达到线上报销和审批的目的。另外，在构建公立医院业财融合一体化平台的过程中，必须高度遵循"无预算，不支出"的原则，一切有关资金支出的经济业务都必须要有与之相对应的预算项目作为支持，每一次支出费用的报销也都要在预算项目执行方面形成相应的数据更新，进而实现经济业务与预算管理之间的高度融合，而这也是公立医院业财融合前提下全面预算管理道路中一体化平台构建的侧重点。就具体操作而言，应包括以下四方面。

1.线上报销

该环节主要是通过 PC 设备、移动终端设备、自助服务设备来进行财务报销，也是当今财务管理工作高效率开展的重要抓手。公立医院在确保预算管理系统与经费报销系统相融合的道路中，必须依托以上设备开展线上报销活动，以此作为公立医院预算管理高质量运行的重要抓手。

在此期间，先要通过 PC 设备让线上报销审批成为现实，之后，让移动终端设备将报销地点具有局限性的问题加以全面解决，让报销申请的发起不再受时空的限制，最后，自助服务机则是为报销发起人投送原始资料，提供最为理想的辅助作用，让财务部门的原始报销申请材料的收集过程得到全面优化。针对发起环节，经费报销系统会主动调取有关的预算信息，针对报销发起人所选择的项目找出是否有预算额度支持，同时还会将报销的标准一并调出，进而判断报销金额是否已经超出预算标准范围。如果报销申请有与之相对应的预算额度，并且额度与预算标准相吻合，随之系统将会自动冻结相关的预算金额，在核实无误后用于此次报销，反之则不然。

2.线上票据核验

从票据核验功能的作用全过程来看，该功能在报销人填写报销申请的一刻起就已经开始生效，针对票据的流通状态进行实时性的动态监控，并且能够做到在票据流转的各个环节将信息进行及时反馈，进而确保报销环节不会出现票据作假和作废冲红的情况。

一旦上述两种情况出现，那么预算管理系统与经费报销系统就会相继发出预警信息，为财务人员提供提醒，从而自动进一步加强票据核验工作的力度，做到 24 小时监控票据流转信息，确保票据的状态始终保持高度的真实性。

3. 线上审批流转

在确保医院报销流程高度细化并且始终保持高效性的过程中，医院针对报销申请单的设计要做到精细，让不同的报销申请都能有与之相对应的申请单，由此让填写的报销信息更加清晰、具体，作用指向更加明确。也就是说，在预算管理系统与经费报销系统高度融合的过程中，报销申请单的类型要保持高度的多样化。在此过程中，财务管理部门要根据不同类型的单据有针对性地设置报销审批流程，同时还要附上全院资金运用的基本制度和相关规定，这样经费报销系统在这方面的信息就会形成固化。最后，在审批流程的线上流转过程之中，会将报销申请单据逐一推送至与之权限相对应的审批人员，这样报销申请的审批权限必然能够得到刚性控制。

4. 网上支付

针对上述线上报销流程，每一张付款凭证都会自动生成一个二维码，以供报销申请人员详细了解报销详情，从而为财务管理人员和报销申请人核对报销信息提供凭证，而这也是预算管理系统与经费报销系统实现深度融合的又一有力说明。其间，报销申请人在扫描二维码之后，经费报销系统会将报销项目的定位以及相关的付款信息呈现在移动终端设备之上，同时还会将上述信息自动导入付款资金池之中。该资金池内涵盖了所有付款信息，可供报销人和财务管理人员进行查阅和调用，并且与网上银行形成信息绑定，这样申请人在其他报销项目网上支付的过程中可以使用上述付款基础信息，为线上报销始终保持高效性提供强有力的保障。通过以上技术操作的论述过程不难发现，在预算管理系统与经费报销系统的融合过程中，网上银行与公立医院之间在无形中形成了紧密联系，银行网上业务所反馈的相关信息可以成为医院预算管理系统进行信息查询与核验的重要依据，为公立医院预算指标的有效控制提供有力帮助。

（三）预算管理系统与合同管理系统融合

就公立医院运营过程所呈现出的社会性质来看，公益性是最为突出的社会性质，并且与全社会之间有着明确的社会关系。正因如此，公立医院与社会之间所签订的合同之中，多数都会具有一定的经济属性，这样全院的合同管理工作会与全院预算管理之间存在明显交集。其中，拟定并确立合同和合同执行的过程则是交集的集中体现。对此，在业财融合的前提之下，公立医院全面预算管理自然要确保预算管理系统与合同管理系统之间保持高度融合，进而为打造业财融合一体化平台提供理想的必要条件。

在这里，公立医院应该高度重视在合同管理系统之中增加合同经费管理模块，并且确保该功能模块能够嵌入预算管理系统之中，让合同管理系统能够发生颠覆性的改变，进而充分表现出预算管理系统与合同管理系统之间的相互融合。

在此过程之中，医院必须根据两项管理工作所存在的关联环节，明确要求全院上下在自然年度内所要完成的所有资金支付合同必须要有资金预算项目作为支撑条件，否则不允许订立合同。而在合同订立的过程当中，首要工作就是明确选取与之相对应的预算项目，并随之冻结其预算项目金额，以此来全面确保合同执行过程中有充足的资金可以投入。出现合同支付执行的时间不在预算年度之内这一情况时，要确保相关的支付条款信息可以随之导入预算管理系统的项目数据库之内，并且作为下一年度预算编制的有力依据。

所有的合同在执行环节之中，都应立足合同本身的类型，对其控制路径进行针对性制定，以此确保资金投入过程和预算控制过程始终保持最优化。对公立医院服务类型的合同而言，执行控制的起始点则体现在合同管理系统（最具代表性的合同莫过于医院保洁服务外包合同）。合同管理系统与预算管理系统融合运行的过程主要分为三个步骤：第一步是合同发起人在合同管理系统提交付款申请，合同管理系统则会自动将与之匹配的预算项目调出，并且通过信息推送的形式将相关信息推送到医院预算管理系统之中；第二步是在进入合同执行环节后，预算管理系统则会将合同所对应的预算项目所需金额进行冻结，并随之对合同所需的预算金额进行全面核实；第三步则是在核实工作确保准确无误之后，进入资金支付环节，完成合同所需资金投入的支付。

另外，从固定资产和物资类合同付款申请环节来看，合同管理系统则要与物资管理系统产生关联，进而让全院物资采购申请环节始终能够有预算项目及合同编号，这样不仅有助于物资管理系统信息能够根据预算执行数据过程所产生的数据不断进行实时更新，而且有助于通过相关联的编号实时监控合同付款的具体实施情况，进而确保预算管理工作高质量进行。

（四）预算管理系统与财务系统融合

从预算管理系统与财务系统融合的实质角度来看，可将其归属于财务应用数据方面的有效融合，是全面加强预算控制的有力抓手。因此，在公立医院业财融合前提下的全面预算管理活动中，一体化平台的构建必须将预算管理系统和财务系统之间的高度融合放在重要位置。

就以往公立医院财务数据所辖范围来看，主要由预算、成本、账务三大板块构成，其数据具有高度的可集成性，可以以此为契机建立一个高度集成化的数据平台，进而让公立医院财务管理实现高度信息化拥有理想的支撑条件。

详尽而言，针对公立医院现有的预算管理系统，在进行数据采集的过程之中，要赋予预算管理系统相应的经济事项功能。如物资管理系统和工资劳务系统能够协同财务系统一道采集业务系统相关数据，并且财务系统随之能够以此为凭证自动制作出相关财务单据，同时预算管理系统也随之能够将预算执行情况进行实时更新，进而确保预算管理系统和财务系统之间的信息在源头上保持统一。

　　然而，对于公立医院现有的预算管理系统不存在进行管控的经济事项，需要将该系统中相关经济事项的具体金额全面记录下来，同时还要包括其他与之相关的辅助性信息，之后再凭借信息接口同步至医院财务系统的信息之中，并以此为凭证制作出财务单据。

　　总览本章所阐述的观点可以看出，公立医院运营管理体系的核心在于确保业务流程的高效性不断提升，并且还要保障全面预算管理工作的高质量进行。在此期间，经济业务与医疗卫生业务之间的高度融合是关键中的关键，将其转化为现实更是需要系统化的方案作为重要支撑。在此期间，对运营管理工具的有效选择无疑要提起高度重视，而这也是在下一章所要研究和阐述的主要内容。

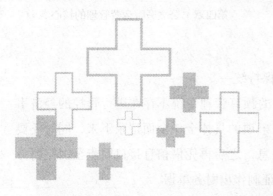

第五章　公立医院运营管理的重要工具

在公立医院运营管理体系构建过程之中，确定一套有效的管理工具十分重要，其原因在于管理工具是否科学直接影响运营管理的效率，而效率的全面提升则能确保运营全过程始终保持高质量发展的状态。公立医院在当代和未来社会始终保持这一发展姿态也是如此，要视确定运营管理的工具为重要一环。为此，在本章内容之中，笔者就立足全成本核算和全员绩效考核两种工具，阐述如何实现全面提升公立医院运营管理效率和运营质量。

第一节　全成本核算

所谓的"全成本核算"，其实质就是在生产经营活动之中，针对资源消耗情况进行合理的分配与归集，进而计算出过程中总成本和单位成本，也是确保生产经营活动科学减小资源损耗，实现资源利用率达到最大化的有力推手，进而为运营效率的最大化提供有力保证。公立医院运营效率的全面提升要将运营管理作为重中之重，而开展全成本核算工作则是关键环节。本节就以此为立足点，分别从医疗卫生全成本核算、医院全成本核算、DRG/DIP 成本核算三个维度做出论述。

一、医疗卫生全成本核酸

就医疗卫生全成本核算而言，由于成本核算的目的性较强，因此在成本核算中有着明确的内涵、方法、数据来源。以此为契机建立医疗卫生服务项目全成本核算体系之后，接下来就要针对医疗卫生服务项目实施的全流程进行系统化成本核算，其中必然涉及基础数据的采集与核对、医疗卫生服务项目及科室核算范围的明确、临床科室和医技科室调研数据的填报、计算科室和院级医疗卫生服务项目的具体成本，而这些会构成医疗卫生全成本核算的完整体系，接下来就针对该体系的具体构建过程加以明确。

（一）基础数据的采集与核对

从医疗卫生全成本全过程出发，所要采集的基础数据虽然种类并不多，但是数据量极大，主要涉及医疗卫生业务收入、科室工作量、医疗卫生成本三方面数据。就医疗卫生成本而言，主要体现在物料消耗、资产折旧、人员方面的成本数据。其中，物料消耗要明确是否进行了单独的费用收取；在固定资产折旧的成本数据采集与核对的过程中，要结合资金具体来源渠道，明确不同科室和部门内的固定资产折旧的具体明细；针对人力成本数据的采集与核对，主要将各个科室和部门的人员代码、具体职称、各项人员经费明细作为重中之重。

（二）医疗卫生服务项目及科室核算范围的明确

在做好医疗卫生服务项目基础数据采集与核对工作的基础上，随之要针对医院落实的医疗卫生服务项目以及所负责的相关科室，对其成本核算范围加以明确。在此期间，为了避免数据采集过程中由于数据波动所造成的影响，医院必须根据现实状况，对会计期间进行科学合理的选择，并将其视为核算期间，由此为医疗卫生全成本核算的高质量进行提供良好的前提条件。

（三）临床科室和医技科室调研数据的填报

就医疗卫生服务项目而言，主要涉及临床与医技两类科室，所需要调研的成本数据包括人力成本、物料成本、设备使用成本三方面。其中，人力成本包括各科室参与医疗卫生服务项目的人员数量、职称情况、操作时间三方面；在物料成本方面，主要包括物料名称和使用数量两方面；设备使用成本方面要涉及设备名称和使用时长两方面。这些数据的调研过程工作量极大，但是由于这些数据在医疗卫生服务项目核算中的重要性突出，直接关乎医疗卫生项目成本核算结果能否达到准确，因此需要项目相关医护人员与财务部门工作人员以相互协同的姿态，共同在操作软件中将这一系统性数据调研工作全面完成，并且要做到将调研数据进行实时更新。除此之外，操作软件方面应该具备数据更改这一重要功能，以此确保在经过多轮双向互动之后所提交的基础数据具有极高的真实性，从而确保医疗卫生全成本核算结果具有较高的准确性。

（四）计算科室和院级医疗卫生服务项目的具体成本

在全面开展医疗卫生全成本核算工作之前，要对临床科室和医技科室的业务流程进行全面了解，以此为基础对每一项医疗卫生服务流程建立与之相对应的资源库，并且将具有独立意义的医疗卫生服务细节系统划分出来，进而形成具有特征性的作业活动，并将其视为与医院相统一、具有高度规范性的作业库。

在成本核算模型建立过程中，要做好直接成本与间接成本的归集。所谓的"直接成本"就是在医疗卫生服务项目落实过程中直接形成的成本费用，也是成本核算的全过程可以将其直接归集到某一个医疗卫生服务项目的成本数据，通常可将直接成本直接纳入成本之中，或者经过简单计算将其纳入成本之中。所谓的"间接成本"就是根据资源动因进行有效分配，让其进入受益的作业活动之中，随之根据医疗卫生服务项目消耗作业的基本原则，有针对性地根据其作业动因将其分配至受益的医疗卫生服务项目之中。这样一来资源与作业动因可以进行人员数量、项目收入比、房屋面积、工作量、操作工时的合理选择，这也为医院分摊参数的合理选择提供了有利条件。

在上述工作顺利完成的基础上，可以计算出承担医疗卫生服务项目科室的医疗卫生服务成本，并且通过加权平均算法算出某一具体项目的具体成本，进而为实现医疗卫生服务成本的有效控制提供强有力的保证。

通过以上观点的阐述可以看出，医疗卫生全成本核算是公立医院成本核算中的一个成本级次，此外还有医院全成本核算。就后者而言，它是公立医院全成本核算的基础所在，在下文中以此为立足点做出明确阐述。

二、医院全成本核酸

上文已经明确指出，医院全成本核算是公立医院成本核算的基本组成部分，是公立医院有效进行成本控制、提高资源使用效率和医疗卫生服务质量的"利器"所在。接下来本书就立足医院全成本核算的主要内容、方法、途径做出明确论述，希望能够为读者带来一定的启发。

（一）医院全成本核算的主要内容

所谓的"医院全成本核算"，其实质就是全院范围内的成本核算，即医院各项经营活动的所有支出情况（各细节均包括在内）。例如，在医院药品采购环节中，既要针对药品进货渠道中的价格进行监督与控制，也要将所涉及药品管理费用和过程所涉及的杂支费用作为监督与控制的对象，并对所有的支出范围加以高度明确。另外，在医院全成本核算过程中，与医疗卫生全成本核算一样，依然由直接成本和间接成本两类构成，每一类又都包括可控成本和不可控成本两部分。

针对直接成本而言，它主要是指与疾病直接关联的成本，如诊疗、治疗、预防等项目的费用支出；针对间接成本而言，它是指按照所规定的标准分摊到各个服务项目或科室、部门的成本，如医院后勤保障费用、全院行政管理费用等。针对全院管理费用的分摊而言，应将其作为医院全成本核算的重中之重，其原因在于该类成本核算会贯穿全院每一项经营活动。例如，在医院药品采购环节中，必然会涉及销售环节中的管理、药品存放过程的管理、行政机关的相关开支等费用，因此，在进行合理的费用分摊过程之中，必须根据有关规定中所指定的分摊标准，将采购、存储、诊疗环节的费用分摊至成本之中，其他环节亦是如此。

（二）医院全成本核算的重要方法

从管理会计角度来看，医院全成本核算分为可变动成本核算和固定成本核算两大类。随着时代与社会发展进程的不断加快，人们对于健康的要求正在不断提升，公立医院为了不断满足人们的需求，正在不断在规模、级别、性质方面加以完善，故而在发展道路中也呈现出明显的变动性。针对于此，在进行公立医院全成本核算的过程中，可通过变动成本法将医院全成本予以核算，最终将变动成本和固定成本分别清晰呈现于成本计算表中。对具体操作而言，要做到针对不同类别对病种的检测项目和医疗卫生服务项目进行成本核算，之后根据医院自身的实际情况，允许医院成本核算类别之间存在一定的差异，并做到科学选择适合本院实情的全成本核算方法，并设置相关成本核算项目。就当前而言，我国公立医院全成本核算的方法主要包括以下三种。

第一种为成本下降分配法，该方法适用于间接成本中收益和服务量存在较大区别的成本核算过程之中。在该方法的实际运用过程中，要先对全院科室进行分类排序，排序的原则为按照服务量的高低进行科室序列的编排。排在最后的则是项目科室和部门。在此之后，要以科室所占的服务数量比重作为重要依托，将各科室的费用进行合理划分，最终将上级科室的费用总额合理分摊至下级的各个科室。在这里，将所有科室进行重新排序的目的就是要将成本之间存在的联系加以高度明确，而承担医疗项目的科室依然要分摊非医疗项目科室的所有费用。

通过以上关于该成本核算方法的介绍可以看出，该方法虽然具有操作较为简单和实用性较强两个重要优势，但也伴有一定的缺点存在，体现在按照顺序进行科室排列必然出现间接成本科室和部门成本增加的情况，然而间接成本科室和部门之间存在较为明显的关联性，因此也会形成广泛的相互影响，这样必然会导致成本核算的最终结果存在差异，也无法充分体现间接成本科室和部门之间存在的具体关系。

第二种为成本直接分配法，该方法就是在成本核算的全过程中，不将间接成本列入成本核算的范围，只针对直接成本分配的方法进行全成本核算。该方法在规模较小、间接成本较低的医院成本核算中适用性较高。具体而言，在进行成本分配的过程中，将间接成本排除在外，只根据服务量的成本占比进行成本分配，而该方法有一个明显的缺点，即每个科室或部门都极容易受到其他科室、部门的影响。

第三种为双重分配法，该方法由于具有工作量较大和操作流程较为烦琐两个特点，因此在公立医院全成本核算中并不具备应用的普遍性特征。具体操作过程就是将间接成本科室进行重新排列并进行成本核算，之后再开展相对应的成本分配。根据上述操作流程，人们通常将其视为一种改进后的成本下降分配法，分配的范围不只涉及各个收益科室和间接成本科室，同时各间接成本科室还要对直接成本科室重新分配。

上述三种医院全成本核算方法虽然各有优势与劣势，但是针对不同规模、级别、类型的公立医院而言，总会有一种方法与之相适合，只要做到加以科学选择，必然会提高公立医院成本管理质量，为其运行效率的全面提升提供有力保障。

（三）开展医院全成本核算的主要途径

在进行公立医院全成本核算过程中，可采取以下途径。

首先，要对相关管理制度加以不断完善，并且将全成本核算的保障机制予以合理优化与补充。在这里，需要以全院运行的实际成果和过程的实际情况作为重要的依据，进而打造出理想的医院全成本核算保障机制。

其次，要全面加强医院全成本核算专业队伍的建设，不断开展专业化培训的同时，还要在信息化水平方面实现不断提升，进而为有效提升医院全成本核算的准确性提供有力保障。有关工作人员既要做到对全院实时费用支出情况予以全面掌握，也要做到保证每一项数据具有高度的准确性。另外，有关工作人员还要注意日常经营活动之中，对于性价比相对较低和消耗体量较大的资源保持开源节流的思想，通过全成本核算与绩效管理相结合的做法，降低医院全面核算的难度，最终有效减少医院经营活动的开支，实现各部门和科室有效的成本控制。例如，在医院的资源采购过程中，要有统一而又明确的采购计划，通过做好前期准备工作来实现采购成本的有效缩减。

最后，要在全院范围内加强全医院成本核算的重视程度，期间不仅要向全院医护人员和各科室负责人明确医院全成本核算的重要作用和意义，而且要鼓励他们在医院全成本核算过程中积极发现问题、提出问题、说出自己的看法与建议，由此为医院全成本核算过程与结果始终具有高度的准确性、可靠性、全面性增添重要砝码，为全面提高公立医院运营效率提供强有力的保障。

三、DRG/DIP 成本核算

随着新医疗体制改革的深入推进，公立医院对外需要迎接政策规范、医保支付的变革，对内面临业务收入增速放缓的难题。2021 年《关于印发公立医院成本核算规范的通知》（国卫财务发〔2021〕4 号）发布后，鉴于成本管理的重要性，公立医院纷纷加快了成本核算的步伐。

医院成本核算发展，还有一个重要的标志是 2015 年颁布的《关于加强公立医院财务和预算管理的指导意见》（财社〔2015〕263 号），该文件首次提出了"要结合医保支付方式改革和临床路径的建立开展按项目、按病种核算成本"。在该政策背景下，DRG/DIP 支付方式成为医保支付方式改革的方向。

DRG，英文全称为 Diagnosis Related Groups；DRG 付费，是将医疗费用相近的疾病及治疗方式，分成若干个病组，以病组为单位确定医院支付标准的付费方式。DIP，英文全称为 Diagnosis-Intervention Packet；DIP 付费，是基于大数据的病种分值付费方式。

DRG/DIP 成本核算作为公立医院实行精益运营管理的重要抓手，是确保公立医院全面满足公众卫生健康需求的重要法宝。公立医院在实行运营管理的过程中，应将 DRG/DIP 成本核算作为重要环节，并且要将以下几方面视为重点。

（一）核算方式要体现高度的组合化

就当前现有的医疗卫生业务的复杂性而言，单一成本核算方法的局限性自是不言而喻，并不能做到通过某一种核算方法可以实现对公立医院所有方面都能进行成本核算。现阶段公立医院所采用的成本核算方法主要有作业成本法、成本比例系数法、费用成本转化法和资源消耗分类法等，公立医院可以结合自身的实际情况和未来发展的目标进行有效选择，并加以灵活运用。其间，灵活运用的过程必然会涉及与其他方法的结合，只要确保数据始终保持高度的准确性，那么组合化的成本核算的效果势必会更加趋于理想。

2021 年，国家卫生健康委员会和国家中医药管理局联合下发《公立医院成本核算规范》，明确强调了 DRG/DIP 成本核酸，并且以自上而下法和成本收入比法作为成本核算的主要方法。其中，自上而下法主要将药品费和卫生材料费单独计入成本。除此之外，将患者所处的成本单元其余费用以占用床位的时长和诊疗时间等方式进行分摊计入，最终叠加形成病种成本。成本收入比法则是把患者自用按照服务单元进行统一划分，对其每个服务单元成本收入比值加以全面计算，最后将其比值转化为成本。相比上一种方法，成本收入比法更有助于病种成本核算的顺利完成，同时能够力保 DRG/DIP 成本核算的高效性。

（二）核算过程要注重联动与协作

DRG/DIP 成本核算体系构建的全过程始终都要围绕一个重要基础来进行，即数据质量和数据的标准化。在此期间，财务部门必须全面梳理院内数据流和信息流，除此之外还要利用规范数据字典将其与全院业务流程形成串联，进而达到所有成本数据能够保持相互联通的目的。在这里，将上述过程在实践中转化为现实必须强调相关联动机制的构建，确保能够实现跨学科、跨部门、多部门协作，由此让 DRG/DIP 成本核算的高效性得以充分体现。

（三）核算结果要实现科学运用

DRG/DIP 成本核算的最终目的就是要让成本核算的结果实现高质量的应用，推动公立医院运营效率的全面提升。在具体操作过程中，应该做好三方面工作：一是要强化全面综合成本的分析，并且形成相应的体系，力求该成本核算体系能够与医保支付和学科建设紧密结合起来，这对于财务结果分析而言，无疑是一种突破，从中能将优势病组与问题病种加以明确。二是要做到在最短时间内进行问题追踪和解决，如对核算结果显示亏损的医疗卫生服务项目进行全面分析，同时还要做到分析的过程具有深度，从中将导致问题产生的原因加以明确，从而让医院运营全过程得到充分梳理的同时，形成对成本的科学管控，并随之对服务项目的内容或价格进行调整。三是医院内部绩效评价体系要与之高度融合，并做到核算结果能够有效应用于医院运营管理和科室运营管理之中。这不仅可以确保该成本核算结果在公立医院运营过程中的转化，而且能促进全院上下进一步提升对成本工作的重视程度。

（四）以标准化的医嘱作为成本核算的重要依托

结合当前公立医院医疗卫生项目成本核算的具体方法来看，其成本核算的出发点往往具有明确的指向性，主要以人员服务时耗、设备材料消耗等成本动因进行分摊，最终得出成本核算的最终结果。但是针对医疗人员技术难度和所要承担的风险方面，以及后期所要提供的诊疗计划方面并没有做出明确的指向，这会导致成本核算的结果过于硬性，诸多影响成本核算结果的因素未能得到有效预判。针对于此，在进行 DRG/DIP 成本核算的过程中，应将标准化的医嘱作为重要依托，将风险和强度的权重进一步加强，进而形成能够反映公立医院医疗卫生行为内涵的 DRG/DIP 成本核算方法。

（五）打造专病资源消耗模型

在将成本结果实现有效运用的过程之中，医院必须意识到要以医疗卫生项目具体的资源消耗和疾病临床治疗的难易程度为重要依据，形成与疾病种类相对应的标准临床路径，进而让诊疗流程实现高度规范。在此之后，以规范的诊疗流程和诊疗方式为依托，通过临床路径管理开展各节点工作必然能够确保诊疗项目的标准化程度达到最大，并且成本消耗情况也会控制在合理区间之内。除此之外，还要加强成本消耗偏离情况的有效监测，这样既可以做到全面提高公立医院医疗质量，又能让资源消耗得到有效控制，而这正是公立医院全面开展成本管理的重要动力，也是 DRG/DIP 成本核算的根本初衷。

综合本节所阐述的观点不难发现，在公立医院运营管理高质量发展道路中，医疗卫生全成本核算、医院全成本核算、DRG/DIP 成本核算是有利的保障条件，也是全面提升公立医院运营效率的理想工具。但是，在实际操作过程中，力求公立医院运营管理效率实现最大化还需要有其他管理工具予以辅助，全院绩效考核是理想的选择，而这也是在下一节所要研究和阐述的内容。

第二节　全员绩效考核

全员绩效考核作为绩效管理中的重要一环，能够对医院全体工作人员的工作完成情况以及职责履行情况和工作人员自身发展情况做出科学化、系统化、客观化的评定。2020 年国家针对三级公立医院提出了明确的绩效考核与评价指标，这无疑为全面提升公立医院运营效率提供了强有力的保障。本节立足绩效考核方案和工具的确定（见图 5-1），对公立医院绩效考核的方法做出明确阐述，从中体现出形式多种、方法多样、过程动态化的特点。

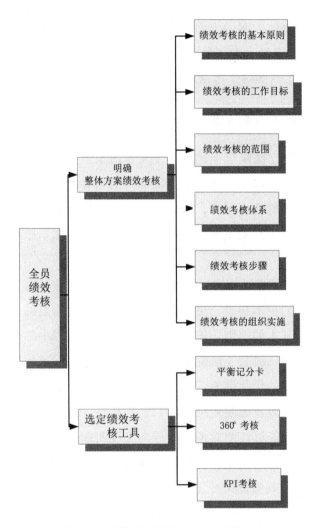

图 5-1　全员绩效考核方案和工具的确定

一、明确绩效考核整体方案

绩效考核作为公立医院运营管理的工具之一，不仅能够有效激发医务人员工作的积极性和主动性，而且能保证全院医疗卫生服务质量的全面提升。因此，打造出适合公立医院绩效考核的整体方案自然成为医院高质量发展道路中的重点。接下来本书就以此为立足点，对三级公立医院绩效考核整体方案做出明确系统性论述（其他等级的医院可据此参考），让其形式多种、方法多样、过程动态化能够得到体现的同时，为其内部绩效考核工具的确定提供理想前提。

（一）绩效考核的基本原则

由于三级公立医院全面建设与发展是国家卫生健康事业高质量发展的重要体现，也是国家医疗水平全面提升的重要抓手，而绩效考核是全面提升医院业绩的有力保障，所以三级公立医院全面提升医疗服务水平应将绩效考核视为至关重要的一环。其间，明确其基本原则是工作流程的基础。

在这里，必须坚持以公益性为中心开展绩效考核，这是三级公立医院建设与发展的根本初衷，更是满足全民医疗卫生需要的关键，而这也是绩效考核最基本的原则。该原则在绩效考核全过程中的体现必须从全局出发，既要对三级公立医院运行机制的完善起到促进作用，又要对医务人员激励机制的优化调整带来帮助，以此保障三级公立医院的社会效益和经济效益，以及医院业绩、运营的平稳性、持久性、创新性达到最佳。该原则不仅能够让绩效考核的导向高度明确，更好地将公益性在运营全过程中充分体现出来，而且能确保医院预算和绩效管理工作保持高度的一致化，让其整体医疗卫生服务能力和运行效率达到理想化水平。除此之外，还要将差异化评价、信息化支撑、科学化管理作为三级公立医院绩效考核的基本原则，力保医院在运行过程中始终能够拥有准确的功能定位、真实的结果、科学的设计。

其中，对差异化评价而言，应从三级公立医院的功能定位、质量与安全、成本与效率、发展能力与满意度等多个维度进行客观评价，通过定性与定量相结合的评价方法，建立一套具有高度系统性的绩效评价体系，明确其目标的同时，还要做到拥有完整的评价标准和规范性的评价流程，并且按照医院的类型有效开展绩效评价活动，而这无疑会为医院在发展道路中始终明确其功能定位提供重要依据。

对信息化支撑而言，在三级公立医院运营的全过程中，全面增强信息化水平是有效提高绩效考核质量的决定性因素之一，不仅可以确保绩效考核结果的准确性，还能确保相关数据生成和存储的安全性，提升绩效评价结果的客观性。在此期间，要根据医疗行业发展的特点和规律，以及大数据技术应用的优势，让绩效考核的数据能够得到深度分析与应用，全院管理的科学性自然会实现全面提升。

对科学化管理而言，要根据国家针对医疗行业发展所制定出的统一标准以及关键性指标、体系框架、实践路径四个方面，牢牢把握重点，进行逐级化的系统性考核，进而让三级公立医院运营管理体系构建与运行能够拥有较为完整的动力机制。其间，要根据医院所在地的实际情况增加或优化绩效考核指标，并结合医院的具体类型对其指标和权重加以科学设定，以此来保证绩效考核始终具有高度的针对性和精准性。

（二）绩效考核的工作目标

在开展三级公立医院绩效考核活动过程中，必须明确绩效考核所必须具备的基本条件，而这无疑也是绩效考核工作开展的基本目标所在。其中，既要建立健全绩效考核指标体系，又要将标准化的支撑体系加以完善，还要打造出升级的绩效考核信息系统，并且从中探索出一套完整的绩效考核结果应用机制。随着时代发展步伐的不断加快，三级公立医院还要在上述内容的基础上，将功能性定位加以深化落实，强调内容管理和医疗卫生服务的规范性和高效性，进而形成一套健全的诊疗制度。

除此之外，在绩效考核工作的全面开展过程之中，要确保管理工作开展的目标从规模扩张向质量效益转变，并且由粗犷化的行政管理逐步转变为全方位的绩效管理，进而力保资源与收入的配置更加具有均衡性和公正性，促进三级公立医院运营效率和管理质量的全面提升，展现新医疗体制改革背景下三级公立医院发展的良好姿态。

（三）绩效考核的范围

三级公立医院绩效考核工作的全面开展要先明确其原则和目标，为绩效考核工作明确初衷和基本方向，然后要以此为基础，确定绩效考核对象的选择范围，同时还要进行系统化的类别划分，进而为绩效考核指标体系和支持体系的构建奠定坚实基础。

具体而言，要以各个科室、部门作为绩效考核对象，确保绩效考核的全覆盖，为指标体系的构建、绩效考核步骤的明确、绩效考核组织实施方案的制定夯实基础。

（四）绩效考核体系

对三级公立医院考核方法而言，绩效考核是"必选项"，并且要呈现出形式多种、方法多样、过程动态化的特点，而绩效考核指标体系和支撑体系构建过程恰恰是该理念最为直观的体现，以下就以此为立足点进行系统化论述。

1.绩效考核指标体系

在绩效考核工作全面落实过程中，不仅要将绩效考核的原则、目标、范围的确定作为基本前提，而且要将绩效考核指标体系的构建视为重要组成部分，原因在于它能够为实施主体明确绩效考核的具体方向，力保绩效考核结果能够反映当前三级公立医院运营的现实情况和未来发展大方向。三级公立医院绩效考核指标体系主要由以下四方面构成。

（1）医疗卫生服务质量。就三级公立医院建设与发展的根本任务而言，全面提升其医疗服务质量水平是核心所在，也是永恒的追求。对此，在绩效考核指标体系的构成中，要将医疗卫生服务质量维度的指标作为基本构成，具体应涵盖医疗质量控制、合理用药、检验检查同质化等多个指标，这能够让医院医疗卫生服务质量和安全性得到充分保障。另外，单病种质量控制、重点病种质量控制、关键性技术对三级公立医院医疗卫生服务质量和医疗安全性有着直接影响，故而也应将其视为医疗卫生服务质量方面的绩效考核指标。最后，还要注意的是，医疗卫生服务过程也能反映三级公立医院医疗卫生服务质量，因此在构建绩效考核指标体系过程中，还应将门诊预约、急诊服务、患者等待作为医疗卫生服务质量方面绩效考核指标的重要构成。

（2）运营效率。从三级公立医院所肩负的责任和使命来看，满足全民医疗健康需要始终是其建设与发展的根本性目标，更是其责任和使命所在。履行这一重要责任和使命要在运营效率上狠下功夫，因此这一方面自然成为三级公立医院绩效考核指标体系的重要组成部分，从中能够充分彰显医院精细化管理水平。其间，要将人力资源配比情况以及工作负荷情况作为这一方面最基本的指标构成，从而反映出全院医疗资源的利用效率。除此之外，这一方面的指标还要包括经济管理指标和收支结构指标，对全院的经济运行管理状况、政府落实办医情况、全院医疗收支结构合理性进行充分考核，从而为医院保持高度的收支平衡，同时在此基础上略有结余提供重要的保障性条件。最后，还要考核门诊和住院患者人均费用变化情况两项指标，确保全院主动控制总费用不合理增长情况能够得到考核。

（3）可持续发展。就三级公立医院建设与发展的核心力量而言，其指向于过硬的人才队伍和高水平的科研成果临床转化两方面，这也是其始终保持可持续发展姿态的决定性条件。针对于此，在构建三级公立医院绩效评价指标体系的过程中，必须将这两方面评价指标作为可持续发展指标结构的重要组成。其中，人才队伍方面的指标主要是针对全院医护人员稳定性进行考核，而科研成果临床转化指标主要针对全院医疗服务创新发展进行考核。除此之外，全院技术应用指标主要针对全院在同行业中的引领作用和发展潜力进行有针对性的考核，而公共信用综合评价等级指标则是对全院信用建设情况进行考核，这些都是影响三级公立医院未来可持续发展的关键因素。

（4）医患满意度评价。从三级公立医院长远发展的角度来看，医患是否满意对其运营情况发挥着重要作用，因此在其运营管理的绩效考核指标体系构建过程中，要将医患满意度评价作为又一基本结构，并且内部结构应包括医生满意度、护士满意度、患者满意度三部分。其中，患者满意度是影响医院社会效益的重要条件之一，而医生和护士的满意度则是全面增强医院医疗卫生服务质量的关键性条件。对此，在医患满意度评价方面的绩效考核指标中，必然要包括门诊患者和住院患者，以及全体医务人员满意度评价三个重要指标，进而衡量出患者自我医疗服务获得感和全体医务人员从业积极性。

2. 绩效考核支撑体系

绩效考核作为全面提升管理质量的有力抓手，不仅需要有强大的指标体系作为基本保障条件，而且要有强大的支撑体系为之提供支撑作用。上文已经给出三级公立医院绩效考核指标体系所必须包括的考核指标，接下来则对绩效考核支撑体系所包括的内容加以论述。良好的支撑主要体现在以下五方面。

（1）病案首页质量的全面提升。三级公立医院建设与发展已经全面实现高度信息化，最为重要的说明就是电子病历成为医生出具诊断结果的重要依据。对此，按照国家统一标准进行病案首页的填写，并且做到临床数据的高度标准化和管理的规范化无疑至关重要，能够为全面提升诊疗效率提供重要支撑。在这里，不断强化病案首页的质量控制，以及加强病案首页数据的高质量上传和管理十分重要，关乎全院绩效考核工作的各项数据客观性与真实性。

（2）编码和术语集的高度统一。就当前中国医疗卫生事业高质量发展的大环境而言，三级公立医院必须按照国家卫生健康委员会统一推行的疾病分类编码、手术操作编码、医学名词术语集、中医病症分类及相关代码和名词术语集，将全院电子病历的编码与术语进行转化，以此确保医院各项管理工作的开展始终在高度标准、规范、统一的状态下进行，从而为全院运营过程的提质增效提供关键性的保障条件。

（3）满意度调查平台的全面对接。面对当今网络信息技术水平的提升速度不断加快，社会公众和医务人员对医院当前发展的满意程度已经成为全面提升全院医疗卫生服务质量的重要依据。因此，在不断强化三级公立医院医疗卫生服务质量道路中，要与国家卫生健康委员会满意度平台相对接，开展公众和医务人员满意度调查工作的同时，将调查结果作为全院绩效考核的重要参考，确保绩效考核工作高质量开展具备可靠的数据来源。

（4）配备考核信息系统。三级公立医院绩效考核无疑是"功在当下，利在未来"的一项重要举措，而功与利的一种直观体现就是数据信息考核和现场复核能够确保全院运行效果客观化、直观化呈现，并且通过相关信息系统实现互联互通，更有利于推动绩效考核质量的不断提升，最终建立"互联网＋考核"新模式的同时，更能为绩效考核保持动态化奠定坚实基础。

（5）通过强有力的途径进行结果分析。在全院大力开展绩效考核工作的过程中，不仅要做到高度深化绩效考核指标，保证考核指标的大力落实，而且要确保全院质量管理和绩效考核平台对于疾病诊断数据进行系统分组，并将分组数据通过质量管理平台和绩效评价平台进行全面分析和运用，从而既在宏观层面展现出医院运营过程中的管理质量，又在科室和病种等微观层面呈现高质量管理，进而推动全院运营全过程的协同发展。

（五）绩效考核步骤

就三级公立医院绩效考核的全过程而言，系统性和复杂性自是不言而喻，上文所阐述的绩效考核指标体系和支撑体系可以充分说明这一观点。但是上述两个体系在实践中真正发挥作用，必然要有明确而又完整的绩效考核步骤作为支撑，接下来就针对实施过程的具体步骤做出明确阐述。

1. 基本流程

在三级公立医院绩效考核工作的全面落实过程中，要以年度绩效考核作为选择，并且明确数据时间节点为每年的 1 月至 12 月。

（1）全院范围内开启自查自评工作。在全院绩效考核指标体系做到高度健全化的基础上，要在规定的时间内高质量完成对上一年度的全院绩效情况的分析与评估，做到对上一年度病案首页信息、年度财务报表、其他绩效考核指标数据上传，并在国家绩效考核信息系统中形成大数据，为下一年度全院工作的战略部署提供坚实的依据。

（2）严把年度考核不放松。在全院年度绩效考核工作的全面实施过程中，工作人员不仅要细致入微地完成各项工作细节，而且要做到将其结果在第一时间反馈。除此之外，医院要将绩效考核结果在最短时间之内向社会公布，并且上交至国家卫生健康委员会和国家中医药管理局，以此充分保障全院绩效考核的全过程真正做到公平、公正、公开、透明，实时反映医院发展的动态。

（3）实效整改监督工作有序进行。全院在得到年度绩效考核结果之后，要以此为依据将各项工作的各个细节进行有针对性和及时性的调整，并且在短时间之内找到与国内三级公立医院发展大形势以及满足公众迫切需求相匹配的方案。其中，既要包括内部绩效考核的优化方案，又要包括理想的薪酬分配方案，并且加大调整后的方案实施与监督力度，切实做到通过外部绩效考核全面推动全员内部绩效考核，增强全院运营管理的科学性。

2. 主要方法

三级公立医院在绩效考核工作全面实施的过程中，要通过定性与定量相结合、自查自评、集中综合评价三种考核方法，将阶梯式评分、横向对比、纵向对比作为评分方法，针对考核指标体系中的各项指标进行考核。其间，既要分别赋予定性指标和定量指标权重系数，又要明确其权重分值，在此基础上开展系统性的评价工作。在这里，权重系数、考核要求、计分方法必须依据国家卫生健康委员会的基本要求来制定。

3. 结果运用

在全院绩效考核工作的全过程中，结合绩效考核指标运用合理的考核方法实施绩效考核固然重要，但最终的目的还是在于如何让绩效考核的结果在全院未来发展中能够得到充分运用，助力国内三级公立医院实现高质量发展的最终目标。在这里，应从绩效考核信息和结果部门的全面共享入手，将其视为全院确立发展规划和重大项目、财政投入决策、绩效工资总量的核定、医保政策有效调整的重要依据。除此之外，医院还要与评审评价部门、主管部门医学中心、其他医疗中心之间保持紧密联系，交流结果，获取支持。

（六）绩效考核的组织实施

绩效考核工作深化落实的过程要在理想的前提条件、动力条件、保障条件共同作用之下开展，进而才能保证其结果更加趋于理想化。以下就对有效组织实施绩效考核的关键点做出明确论述。

1. 组织领导的全面强化

全院各管理部门和各科室之间要深刻认知三级公立医院开展绩效考核的现实意义，并且要分别发挥"指挥棒"和"生力军"的作用，切实做到以积极主动的姿态进行运行管理工作的改善和强化，并加深全院运行管理内涵的深度。在此期间，医院要与发改、教育、财政、人社、医保等部门保持联动，建立绩效考核工作协调机制的同时，确保全院绩效考核工作的综合性和实效性充分体现。

2. 部门责任分工的明确制定

一是工作量的考核，医疗医技科室主要考核诊疗人次或手术台次、实际占用床日（病床使用率）等，行政后勤科室主要考核履行岗位职责与完成相关工作任务情况等；二是服务质量的考核，主要考核各项服务质量指标达标率、各项报表数据的及时性和准确率等；三是服务效率的考核，主要考核医疗文件书写及时性、检查报告单出具及时性、择期手术及时性、传染病和院内感染报告及时性、药占比、"三合理"规范执行、出院病历归档及时率、各项报表数据和考核结果出具的及时性、管理职能作用发挥（院部布置的各项工作任务落实到位和完成的及时性、职能部门为基层科室服务的及时性）等；四是服务行为的考核，主要考核法律法规和院纪院规的遵守、物价政策的执行、廉洁行医、各项便民惠民措施的落实情况、院级以上投诉、服务对象满意度等；五是成本效益的考核，主要考核各考核单元的实际收支结余、成本控制（可控支出）情况。

3. 切实增大全院改革与发展的合力

三级公立医院是绩效管理的对象，但是系统化开展过程并不能仅凭一己之力，需要各级主管部门和协同部门予以大力支持，力保绩效考核工作的全面开展能够让新医疗体制改革各项政策严格落实下去，并且能够为全院和全体医务人员带来政策引导。另外，全院要根据国家和地方卫生健康委员会所提出的公共卫生规划和投入政策，建立一套完整的运营管理体制机制。在这里，要特别注意的是，医疗联合体建设的力度不断增强，促进全院基层医疗卫生服务能力不断提升的同时，还要在信息化建设方面不断加大投入力度，确保应用疾病诊断相关分组进行医院管理的基础上，不断加大综合监管力度，力保全院日常监督工作与年度绩效考核工作的互补性最大化，进而形成运营管理的合力。

4. 技术支撑条件的不断增强

三级公立医院作为国家医疗卫生事业发展的核心力量，绩效管理体系的构建必须与国家的有关标准相对接，打造出高度完善的绩效评价分析系统，确保绩效考核指标信息与绩效考核的细节和业务活动流程之间形成直接联系，以保证绩效考核信息既具有极强的可及性，又具备高度的真实性和实效性。另外，三级公立医院还要加大全院绩效考核评价专业队伍的构建工作，力保绩效考核全程都能保持极高的专业性和规范性，让绩效考核与评价工作的效率实现全面提升。

5.大力开展宣传引导工作

在全院深化落实绩效考核工作的过程中，三级公立医院要根据自身的责任分工情况，对全院绩效考核工作提供系统化指导与监督。在此期间，首先要做到带领相关人员进行有关政策的解读，还要对社会进行正确的舆论引导，让全社会对三级公立医院所采取的做法和积累的经验有客观认知，为医院的运营打造一个较为理想的社会舆论氛围。另外，医院要积极组织政策培训活动，将绩效考核思想深深印刻在全院医务人员内心深处，让每一名医务人员都能深刻感知绩效考核的意义和价值所在，共同打造具有高度健全性的医院内部绩效考核与评价机制。这样不仅能够确保全院运行的全过程都能责任到人，而且能形成一个医务人员彼此缩小差距、持续进行优化改进、不断追求更高发展目标的理想发展环境。

二、选定绩效考核工具

在本节前半部分内容中，从外部层面对三级公立医院绩效考核的宏观原则、目标、指标体系、支撑体系、考核基本流程、组织实施过程加以明确，确保其绩效考核的宏观实施方案和侧重点更加细化。而对内部微观层面而言，绩效考核工作的全面开展必须有科学合理的工具作为支撑，如此方可确保绩效考核与评价的结果更加客观、全面、准确，为三级公立医院高质量发展提供强大的保障。常见的三级公立医院内部绩效考核工具主要有以下三种。

（一）平衡计分卡

早在20世纪90年代，美国麻省理工学院博士罗伯特·卡普兰和戴维·诺顿就提出了"平衡计分卡"这一概念，并且从财务、顾客、内部运营流程、学习成长四个维度，对影响企业发展的指标加以明确，形成对企业的客观评价。其中，财务维度的评价指标会受到其他三个维度指标制约，而平衡计分卡是一种综合性的评价工具，恰恰能够对这一不足进行有效弥补，进而避免了局部目标与整体目标不一致的现象。平衡计分卡是一种有效的绩效考核量化指标，不仅可以用在企业单位，事业单位也可以借助平衡计分卡作为考核手段。我国三级公立医院作为国家医疗卫生事业发展道路中的公益性组织，运营全过程始终以服务患者为中心，强调满足患者最迫切的要求高于一切。所以在进行绩效考核的过程中，势必要将患者放在首要位置，而其他三个维度都要始终为患者服务，因此将平衡计分卡应用于我国三级公立医院绩效考核与评价之中具有极高的可行性。

1. 以平衡计分卡为依托的三级公立医院绩效考核与评价体系构建路径

上文所阐述的观点已经将平衡计分卡在三级公立医院绩效考核与评价体系中的应用可行性加以指明，那么，如何以此为依托，打造出较为系统和完善的三级公立医院绩效考核与评价体系呢？接下来就以此为立足点，在明确构建的必要性的基础上，对其具体构建路径做出系统性论述。

（1）构建该绩效考核与评价体系的必要性。三级公立医院的绩效考核最终的目的主要包括两方面：一是充分体现医院自身的公益性职能，二是全面提升所有医务人员的工作积极性和主动性。这两个目的不能在短时间内达到，需要经过一定的发展周期方可实现，而这也意味着医院必须有一套系统，并且以极具针对性的考核与评价体系为支撑，通过对医疗联合体建设情况、分级诊疗情况、医疗费用合理控制的考核来达到上述目的。因此，围绕平衡计分卡打造具有高度全面性的绩效考核与评价体系十分重要，原因在于该评价工具不仅能够满足三级公立医院员工众多以及日常业务量较大的切实需要，还能在患者层面做出医院总体运营状况的评价，所以对医院高质量发展能够起到至关重要的推动作用。

（2）明确构建的基本原则。在上文中已经明确指出三级公立医院绩效评价工作的开展目的，所以在构建该绩效考核与评价体系的过程中，要始终围绕上述两个根本目的，明确构建该绩效考核与评价体系的初衷，而这也正是构建的基本原则所在。以下三个基本原则是最基本也最关键的构成。

①绩效评价指标与发展战略目标的高度一致。众所周知，任何一项工作的成功开展都要有完整的事前分析，如此方可保证各项工作细节都能考虑到位，让各项工作的全面开展有着较为理想的前提条件。以平衡计分卡为依托的三级公立医院绩效考核与评价体系构建自然也是如此，指标的确立要从绩效考核与评价的目的、医院发展战略目标、科室发展目标三方面着手，并确保评价指标同时能满足上述目标与目的的全面实现。随后要以此为契机，按照由高到低、由粗到细的规律明确绩效考核与评价指标。

②评价指标具有极强的灵活性。面对社会发展步伐的不断加快，人们对于卫生健康的要求正在不断提高，而这对医院建设与发展不断提出更高的挑战，三级公立医院更是如此。面对这一时代大背景和社会大环境，三级公立医院在全面提高运营效率的道路中，必须具备迎接上述严峻挑战的能力，因此绩效考核与评价指标的设置过程中，必须体现出指标本身的灵活性。在此期间，必须深度考虑到三级公立医院本身所肩负的职能，明确实施评价的主体应该肩负怎样的职能，最终以此为立足点设置绩效考核与评价指标，这样指标本身所反映出的现实情况以及评价主体所肩负的职能才能得以充分反映。

③指标设置的科学性、合理性、可量化、实用性极高。就三级公立医院绩效考核的最终结果而言，要通过数据将其加以充分体现，这就对评价指标的设置提出了较高的要求。指标不仅要可用于各项调研工作，而且要能够经得住反复推敲、论证、分析。做到这些必然能够确保评价指标的科学性与合理性。另外，还需要注意要根据医院实际情况和未来发展的战略需要，让指标既能够呈现相互独立的特征，又能反映出彼此

之间的相互联系，还能有明确的计算公式作为支撑，这样指标所反映出的必然是具有实质性的内容。

（3）系统化的构建过程。在三级公立医院通过平衡计分卡开展绩效考核与评价的过程中，要将明确考核与评价体系构建的必要性和原则置于首要位置，其原因在于这两项工作是确保考核与评价体系构建过程与运行效果趋于理想化的前提条件。之后，要将视线转移至探索系统化的构建过程，如此方可保证绩效考核与评价结果的顺利形成，进而为其运营体系调整与优化的有效应用夯实基础。考核与评价体系的具体构建过程应由以下五方面构成。

①明确具体的构建目标。由于三级公立医院所在地区不同，不同的经济水平决定了医院规模和定位各有不同，因此在构建绩效考核与评价指标之前，先要结合外部大环境来制定发展战略目标，之后各科室、部门要结合自身的发展愿景，明确与之相适合的目标，同时，医院全体医务人员无疑也是实现医院战略发展目标的核心动力所在。这样，绩效考核与评价指标在无形中与医院发展战略目标紧密结合起来，同时也分解出平衡计分卡中不同维度的战略目标。

②科学设置绩效考核与评价的具体维度。依据医疗卫生行业在新时代发展的切实状况，三级公立医院在应用平衡计分卡这一绩效考核与评价工具时往往可将其分为四个维度：第一维度为患者，第二维度为财务，第三维度为内部运营流程，第四维度则是学习成长。其中，患者维度是三级公立医院运营与发展道路中的唯一中心，是公益性的根本体现。由于服务对象为患者，因此服务质量和服务态度可以让患者直接感知。从患者维度对医院运营情况进行评价无疑至关重要。三级公立医院是非营利性公益机构，随着医疗市场的竞争压力不断增大，医院收支不平衡的现象也随医疗卫生行业发展大环境的变化逐渐加剧，三级公立医院应制定与自身相适应的财务目标。对内部运营流程这一维度而言，其主要是指医院在医疗卫生服务质量方面能否达到高效率，质量能否达到理想水

平，而这些都与内部运行的各个环节有着直接关系。对学习成长维度而言，由于社会发展环境的变化日益明显，疾病的种类和谱系正在不断增加，三级公立医院保持可持续发展姿态的关键在于医疗卫生服务能力的持续性提升，这就要求全院必须不断加强医务人员的培训工作，为其提供广阔的学习空间，让医务人员的科研能力和学习能力得到长足发展，而这也是实现医院始终保持高质量发展的关键所在。

③考核与评价指标的科学选取。在明确围绕平衡计分卡开展三级公立医院绩效考核与评价体系的构建目标，以及绩效考核与评价的具体维度基础上，要广泛查阅国家出台的有关文件和文献资料，并且根据专家咨询的结果制定出各维度的二级和三级绩效考核与评价指标，让绩效考核与评价的具体内容科学而丰富。

④明确设定绩效考核与评价指标的权重。毋庸置疑，确定考核与评价指标权重系数是绩效考核与评价体系构建的重要一环，各评价指标的权重系数高低会直接反映该项指标对评价体系运行过程所能提供的贡献程度。其间，确定绩效考核与评价指标权重系数的方法具有多样性，通常可采用层次分析法、加权平均法、专家咨询法、排序法、熵值法等。

⑤确定绩效考核与评价指标的标准值。各项绩效考核与评价指标的标准值是医院在正常情况下所要完成的绩效目标，也是医院按照相关规定与要求在各发展阶段所必须形成的成果。今天时代发展进程在不断加快，并且不同三级公立医院所处地域存在明显差异，经济发展水平恰恰也影响医院的规模、类型、级别，在此背景下2020年国家针对三级公立医院绩效考核与评价体系、指标、标准值作出了明确规定，而这也正是三级公立医院科学确立绩效考核与评价指标标准值的重要依据。

2.以平衡计分卡为依托的三级公立医院绩效考核与评价体系构建建议

为了进一步完善该绩效考核与评价体系，力保三级公立医院运营的整体效率能够得到进一步提升，医院内部和外部还应为之提供更为有力的保障条件。对此本书提出以下建议。

（1）全院运营管理水平的进一步增强。在全面打造以平衡计分卡为基础的三级公立医院绩效考核与评价体系过程中，必须深刻认识到全院应自上而下保持高度统一性，科室与科室之间、科室与全院管理部门之间不能有任何割裂状态存在。这就需要全院上下要具备极高的管理水平作为前提条件。为了避免相互推卸责任的情况出现，全院上下应有明确的管理制度，确保各个科室、部门的一切工作都能责任到人，同时科室、部门之间的责权范围要保持高度明确。另外，全院还要定期组织所有人员开展绩效考核与评价的培训，让全体医务人员都能深入了解医院战略发展目标所在，久而久之就会形成一种浓厚的绩效管理氛围。

（2）全面预算管理应与之保持高度协同。就三级公立医院战略发展目标的全面实现而言，必须有强大的资金匹配方案作为重要支撑，因此需要各科室、部门之间能够根据其具体职能和相关要求，明确编排制定出具体预算，让各项资金的收支更加清晰化与合理化，实现资源的合理配置。在此期间，全面预算管理则是将上述观点转化为现实的重要保障条件，也是实施过程中的具体工具所在，故而需要与绩效考核与评价体系同步应用，同时还要做到二者的高度协调。这样不仅可以最大程度确保三级公立医院运营的整体效率不断提升，而且能对其高质量发展产生强有力的推动作用。

（3）信息系统建设的投入力度要不断加大。对三级公立医院而言，打造与之高度匹配的绩效管理系统要有强大的信息技术作为支撑，从而建立一个广阔的绩效评价信息平台，为平衡计分卡的枢纽作用充分发挥提供强有力的保障。在此过程中，信息系统既要具备绩效考核与评价数据的检测功能，又要具备数据的收集与分析功能，进而确保绩效评价指标的综合评估过程和结果始终保持高度客观，并且体现出数据监测的动态化。除此之外，还要做到信息平台可以高度支持评价指标的优化与调整，让全面绩效管理的综合质量能够实现不断提升，从而助力三级公立医院发展的可持续性不断提升。

（二）360°考核

所谓的"360°考核"，就是一种全方位的考核与评价方法，也是绩效考核与评价的一种重要方法。该绩效考核与评价方法的实质就是通过民主满意度测评和领导打分两种途径，对上级、下级、同级、服务对象与本部门之间所产生的各种关系进行评价，从而反映出各部门工作的总体情况。[①] 在三级公立医院运营与发展道路中，该绩效考核与评价工具能够反映出全院职能部门的总体工作状况，并且绩效考核与评价结果具有极强的全面性和公正性。

在应用360°考核工具构建公立医院的考核与评价体系时，要确保其具有较高的系统性。

在通过360°考核工具对三级公立医院进行绩效考核与评价的过程中，要明确其指标必须保持高度细化，具体应包括两部分：一是全院职能部门的公共目标，二是各职能部门的个性目标。对前者而言，该项指标具体包括医院各科室的管理、政治学习、专项工作、个人素质、防疫工作等多方面；对后者而言，其主要是指全院医务人员各个岗位的基本职责。绩效考核与评价指标应结合各科室、部门的职责分配情况以及各科室、部门职能目标情况而定。指标需涉及德、能、勤、绩、廉五个维度。

在通过360°考核工具开展三级公立医院绩效考核与评价的过程中，也需要有针对性的考核指标存在其中，这些有针对性的指标通常被视为特色指标或个性指标，所以必须有合理的考核与评价标准与之相适应。具体而言，就是要在该绩效考核与评价工具应用之前，先明确全院各个岗位职责、任职条件、工作技能与能力要求、与相关部门联系的紧密程度、政策支撑条件等，进而科学设定与360°考核相适应的绩效考核与评

---

① 陈春素.运用360度测评法提高医院职能部门管理人员绩效考核效率——以A公立医院为例[J].财经界，2019,17（6）：158-159.

价标准。

在使用 360° 考核工具开展三级公立医院绩效考核与评价活动时，上级、同级、下级、服务对象的考核与评价都会占有一定权重，因此针对不同科室和部门合理制定权重系数和评价指标就成为关键中的关键。该环节可以确保考核与评价结果保持在合理范围之内，让其结果拥有极高的可信度。一般来说，360° 考核的具体权重为"上级：同级：下级：服务对象 =3 ：1 ：1 ：1"，如图 5-2 所示。

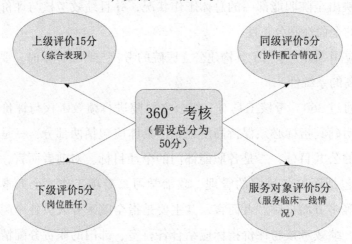

图 5-2 对三级公立医院职能部门实施 360° 考核的指标与权重

（三）KPI 考核

就当前而言，2020 年我国已经，明确三级公立医院绩效考核指标，并且三级公立医院都将内部绩效考核与评价视为提升医疗卫生服务质量的关键点。医院可应用 KPI 关键绩效指标考核法来加强对绩效的管理。

在此期间，要根据全院各岗位所肩负的具体职责，以及岗位种类和特点，针对临床、医技、护理、行政岗位加以分类考核与评价。[1] 除此

---

[1] 郝同祺 . 基于 RBRVS 的医生工作量绩效考核制度研究 [J]. 中国总会计师,2017(10):34-35.

之外，还要针对每个科室的工作人员进行系统性考核。就后者而言，主要针对医务人员诊疗质量、医疗质量、患者的满意度进行考核评价。其中，考核周期应分为月度考核和年度考核两种。前者要高度关注诊疗过程的质量评价，如诊疗质量、工作效率、成本控制应作为主要的绩效考核与评价指标。后者应注重对诊疗结果进行全面评价，如全年诊疗业务的增长情况和每次诊疗的成本控制情况应作为绩效考核与评价指标。最后，每项绩效考核与评价指标都要与相应的绩效分配相互挂钩。以某手术科室为例，其月度与年度绩效考核指标分别如表5-1和表5-2所示，其他科室绩效评价指标的构建依然也要以此为思路。

表5-1　手术科室月度绩效考核指标示例

一级指标	二级指标	分值（分）
医疗质量（30分）	手术患者并发症出现概率	10
	住院病史合格率	10
	Ⅰ类切口手术部位感染概率	5
	抗菌类药物的使用强度（DDDs）	5
工作效率（30分）	每位医生出门诊次数	10
	每位医生出院人数	10
	平均住院日	5
	病床周转次数	5
成本（20分）	每百元医疗收入的医疗支出	10
	每百元医疗收入消耗的卫生材料	10
费用（20分）	每百元医疗收入的耗材收入（住院）	5
	药品比例（门诊及住院）	5
	门诊、急诊每次平均费用	5
	每出院人均费用	5

表5-2　手术科室年度绩效考核指标示例

一级指标	二级指标	分值（分）
医疗质量（40分）	临床路径综合考核	6
	重点病种率	5
	低风险组死亡率	5
	门诊患者基础药物处方占比	10
	住院患者基础药物使用率	10
	综合满意度	4
工作效率（30分）	急诊、门诊人次增长率	10
	出院人数增长率	10
	平均出院日	5
	病床周转次数	5
费用（30分）	每次门诊和急诊平均费用	5
	每次门诊药品费用增幅	5
	每出院人均费用	10
	每出院人均药品费用增幅	10
科研与教学（加分项）	获批科研项目及经费	按规定加分
	科技论文与著作	按规定加分
	研究生培养	按规定加分
	规培生培养	按规定加分

　　纵观本章所阐述的观点可以看出，在公立医院运营管理体系的构建过程中，全成本核算与全员绩效考核是两把"利器"，缺一不可。但是伴随时代与社会发展大环境的日益变化，公立医院的运行过程中必然还会面临更为严峻的竞争压力，因此将其运营管理体制机制不断加以创新成为专家学者必须高度关注的焦点，在下一章就以此为立足点做出系统性论述。

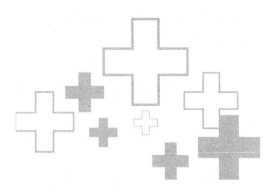

第六章　公立医院运营管理的体制机制创新

体制机制创新是全面提升管理质量和管理水平的重要措施，公立医院运营管理活动全过程的质量和水平全面提升也不例外。然而，切实将其转化为现实并非易事，需要从多个视角入手不断进行深入研究与探索，如此方可获得具有高度创新性、实践性、可实现性的方案。针对于此，在本章内容中就立足基于智慧管理的价值医疗、深度业财融合、集团医院的战略财务等方面，对公立医院运营管理的机制体制创新加以论述。

第一节　基于智慧管理的价值医疗

众所周知，公立医院作为公益性医疗服务机构，其根本宗旨就是要为广大群众提供高质量和高效率的医疗卫生服务，真正做到广大群众能够享有平等的就医机会并且看得起病，而这也正是价值医疗的真谛所在。随着时代的发展，社会对公立医院运营管理体制机制创新提出了新的要求，基于智慧管理全面开展价值医疗服务就成为关键一环。其间，如何将其转化为现实，需要专家学者不断进行深入研究与探索。本节就以此为立足点，对其实现路径做出系统性概述。

一、围绕价值医疗提高医疗质量，提供优质的医疗卫生服务

提高医疗质量和控制相对成本是价值医疗的核心。其中，提高医疗质量要求为患者提供更好的医疗卫生服务，包括更及时的救治、更低的病死率、更少的手术并发症，而控制相对成本要求有更高的诊疗效率。

有研究认为，智慧医疗是以电子病历为核心，基于 AI、5G、机器人等前沿信息技术的临床系统建设和应用，如智能手术分级管理系统、全闭环手术室管理系统、智能急救推车和 5G 超声空中诊室等，来助力提高医疗质量、控制相对成本的医疗方式。

（一）以电子病历为抓手，落实诊疗闭环，确保医疗质量

医院在智慧医疗方案的落实过程中需要做到以下几点。

首先，医院要实现全面构建智能手术分级管理系统和全闭环 COMS 手术管理系统，确保二者之间能够形成端口连接，让主刀医生的手术权限得到高度明确，将越级手术的现象主动拦截下来，从根本层面避免患者在手术过程中面临的低级风险。另外，还要对患者的转运交接、安全核查、标本核对、用物资适用追溯等环节进行自动化处理，以此避免由于医务工作人员方面操作不慎所带来的手术风险，全面提高医疗卫生服务质量。

其次，医院要通过 5G 信息技术，以最快的速度为患者开通绿色救治通道，让患者在急救和院内急诊就诊过程中，始终能够以最快的速度得到救治，确保为患者诊疗赢得最为宝贵的时间，尽最大限度为患者争取生的希望，全面提高如脑卒中、急性心肌梗死等患者的治愈率，充分彰显公立医院在当下与未来社会发展中的作用和价值。

再次，医院要配备智能急救推车，让重症病患能够通过语音复核、剂量提示、自动盘点、同步记录、全员联动的方式开展临床治疗，减轻

医院医务人员工作压力并提升医院工作效率，由此同样可降低医疗卫生服务的成本，减少患者就医过程中的支出。

最后，医院要全面开发并应用患者病情早期预警评分系统，同时要与可穿戴生命体征检测设备配合使用，让患者自身的生命指标能够实现动态监控，并对疾病风险进行全面评估，最终通过临床知识库的相关信息，让患者每隔规定的时间都能得到对病情的系统预判，进而让医务人员以最快的速度和最有效的做法进行干预治疗，这无疑能有效提升医疗卫生服务的准确性，同时还能提高医疗卫生服务的质量并降低医疗卫生服务的成本，则医疗卫生服务全过程的价格也会得到一定程度的降低。

（二）以前沿信息技术为支撑提高诊疗效率，控制相对成本

众所周知，影响公立医院医疗卫生服务价格的直接因素就是成本能否得到有效控制，其中涉及医疗技术、参与人员、参与时间、医用物资、场地与器材等多方面。针对于此，最大程度减少参与人员和参与时间，并且高度厘清医用耗材零加成要求，必然能确保医疗卫生服务价格的全面下调。

在这里，前沿信息技术的全面使用是将其转化为现实的有力抓手。在此期间，通过全面引进并运用 AI 技术建立辅助诊断系统，并且立足海量病例和机器学习，能够帮助医生在诊疗环节以最快的速度做出最为精准的诊断，使医生诊断效率和质量得到提升。以医院医学影像科为例，在进行病例诊断过程中，可通过 AI 诊断系统的全面应用，让高危肺结节得到自动识别，同时影像技师通过超薄层扫描，对一些极易被忽视的微小肺结节进行准确查询，进而为医生正确做出诊疗判断提供强有力的依据。

另外，医院还可增设静脉配液机器人、智能摆药与分药台、智能核对台、药物转运机器人等智能系统和设备，确保患者在进入医院后的诊疗、护理、结算、出院全流程得到智能服务，大大降低资源损耗的同时

实现成本有效控制，从而为医疗卫生服务价格的下调提供理想的"硬件"和"软件"支持。

二、围绕价值医疗控制相对成本，推进智慧管理

智慧管理主要指医院运用物联网、大数据等技术促进医院内部精细化管理，涉及医院运营管理的多个领域，有助于医院提高效率和控制成本。围绕价值医疗控制相对成本，建立一站式医务管理智能化平台、全闭环医用耗材智慧管理系统、医疗设备全生命周期信息化管理平台，以提供成本相对更低的医疗卫生服务。

（一）一站式医务管理智能化平台

医务管理工作实现有效的成本控制也是减轻患者经济负担的重要因素之一，因此在公立医院运营管理体系的构建中，应全面开发并使用智能化的电子交班系统、日间手术管理系统、加速康复外科管理系统以及多学科诊疗模式系统，确保医务管理平台不仅实现高度的智能化，还能促进岗位优化并提升管理质量。在这一过程里，管理流程和管理岗位得到科学的精简，在患者就医过程中，不仅诊疗效率得到有效提高，在就医成本方面也会呈现出不增反降的局面。

（二）全闭环医用耗材智慧管理系统

在医院医用耗材管理系统的构建中，可通过全闭环智慧管理系统实现对医用耗材的科学管理，确保能够形成对医用耗材的集成式管理，降低患者的支付成本。在此过程中，医院可通过精细化管理流程实现零加成，进而确保医用耗材的成本降低，同时降低管理成本，为患者就医价格提供较大的可下调空间。

（三）医疗设备全生命周期信息化管理平台

在公立医院运营管理体系建设与发展道路中，医疗设备的全生命周期管理无疑是一项巨大的开支，其管理全过程能否实现高度的及时和准确，必然会直接影响医院日常运营的支出情况。因此，在公立医院运营管理智能化发展的道路中，要将打造智能化的医疗设备全生命周期管理系统作为不可缺少的一项工程。其中，既要做到对大型呼吸机、体外循环仪、影像设备、监护仪等的使用过程进行实时数据采集，又要做到能够对其数据进行深入分析并给出最为合理的管理方案，以此确保医疗设备全生命周期管理不仅实现精细化，而且能使其使用效率和经济效益达到最大化，从而在降低医院投入成本的同时也能够降低患者医疗成本。

三、围绕价值医疗提高患者满意度，打造以患者满意为标杆的优质服务

患者满意度是价值医疗的重要内涵之一，也是智慧服务的题中之义。国家卫生健康委员会制定的《医院智慧服务分级评估标准体系（试行）》中，将医院智慧服务定义为医院针对患者的医疗服务需要，应用信息技术改善患者就医体验，加强患者信息互联共享，提升医疗服务智慧化水平。医院可从诊前、诊中、诊后三方面进行智慧服务建设，优化诊疗流程，提高患者满意度。

（一）畅通诊前流程

就医疗服务质量的全面提升而言，它是一项系统的过程。确保患者的安全性并有效控制患者医疗支出是公立医院始终追求的目标。在这里，诊前流程的高度畅通，让患者的病情能够在最短的时间内得到最科学的诊断，尽最大可能减少不必要的检测与化验是最为理想的状态。其

间，最为有效的做法就是开通患者自助网上预约挂号，并通过先进的仪器设备对其身体指标进行检测。在此期间，医院可缩减患者排队挂号的流程，同时也可以减少不必要的检查和化验流程，通过各项指标诊断患者的病情和病因，用最简单和最直接的方式给予患者医疗干预，不仅可以节省患者就诊挂号的费用，而且能减少检测化验的相关费用，诊疗质量和效率也能够得到保证，而这恰恰也是全面提升患者就诊满意度的科学途径。

（二）优化诊中服务

在医院智慧化管理理念的深入落实过程中，可结合全闭合输液系统，让患者的输液情况得到全过程的实时监控，可以提前预判患者换液和起针的时间，并且在患者出现异常或有突发情况时能够及时报警，在极大程度上提高患者输液过程的安全性，这样不仅降低了医疗风险，而且全面增强了护理工作的高效性。

在门诊科就诊流程的运行过程中，各项检查的排队时间和各项化验结果的等待时间往往为患者所关注，医院可通过"互联网+"技术，建立"云胶片"系统，引导患者关注医院门诊科小程序，通过扫描二维码的方式，随时随地了解检验和化验结果，消除结果等待的时间和空间上的局限性。该系统在使用过程中，还可以帮助患者缩减检查和化验等待的时间，信息通过数据传递的方式，可以被直接发送至门诊主治医生终端程序，患者无须再取胶片和化验结果，从而在减少相关岗位工作人员工作量的同时，使医疗服务成本会得到降低，医疗资源损耗情况也能够得到有效控制，医疗服务价格也由此具有下降空间。

为了增强患者在医院就医过程的良好体验感，医院还要为其打造智能化的住院移动服务平台，让患者及家属可以实时查看住院费用清单的同时，还能随时随地了解住院费用明细、各项检查结果、医护人员详细信息、饮食与健康方面的注意事项等。除此之外，该平台还要具备线上医保支付功能，让患者家属通过该平台可以进行自助缴费、自助办理医保支付、自助下载电子发票、自助获得出院凭证，在极大程度优化出院流程的同时，让医院成本得到有效控制，病人经济负担也会随之减轻。

（三）做好诊后管理

公立医院是我国医疗卫生事业又好又快发展的"主力军"，全面满足公众基本医疗卫生服务的切实需要是其职责所在。特别是随着我国人口老龄化程度的加深，有效预防和治疗慢性病自然成为公众对基本医疗卫生服务的迫切需求。全面降低老年慢性病医疗服务价格，也是公众对公立医院医疗卫生服务质量和医疗卫生服务价值的迫切需求。在全面确保医疗卫生服务质量稳步提升的同时，有效进行成本控制和管理则是关键中的关键。具体而言，老年慢性病的治疗是一个长期过程，诊后管理工作的高质量和高效率开展是减少患者诊疗支出的有利条件，全面提升公立医院诊后管理效率是有效控制医疗成本的重要出路。公立医院可打造慢性病云随访系统，让患者不必进入医院就能让医生详细了解病症所在，同时能够获得较为理想的诊疗方案和具体指导，这样增强了公立医院诊后管理工作水平，同时更能减少资源浪费的情况，患者就诊费用也随之获得下降空间。

第二节　深度业财融合

财务数据是结果数据，单独分析财务数据往往并不能精准地分析出结果产生的原因，而业务数据相对于财务数据来说是过程数据，结果数据可以反映出问题，而过程数据则可以发现问题背后的原因。深度业财融合能够帮助企业发现问题、进行改进。深度业财融合创新实践需注意以下事项。

一、运营管理的范畴应始终保持高度明确

2020 年，中华人民共和国国家卫生健康委员会下发《关于加强公立医院运营管理的指导意见》，在总则中明确指出公立医院运营全过程要将全面预算管理和业务流程管理作为两项核心任务，进而形成一套完整的运营管理体系。业财融合无疑是公立医院运营效率全面提升的根本，也是公立医院运营管理体系创新实践道路中的新焦点。在业财融合的实践操作中，首先要对运营管理的范畴不断加以明确，如此方可确保业财融合的侧重方向高度明确，实现公立医院医疗、教学、科研、防疫等领域协同发展。运营管理的范畴应包括资源配置的科学优化、财务管理体系的高质量建设、绩效考核体系的高度完善、资产管理体系和运营风险防控体系的科学构建、运营信息化管理体系的不断深化，这些方面都是公立医院实现业财深度融合必不可少的条件。

二、保障体系的完善程度要不断提升

在公立医院运营管理工作高质量开展的全过程中，实现业财融合是强大的推动力所在，但真正对其进行充分挖掘需要有强大的保障体系提供助力。无论是运营管理组织体系，还是医院日常运营的工作机制、制度体系、人才体系、信息系统，都是保障作用最为直接的体现，而这也是公立医院实现业财融合道路中保障体系高度完善的重要着力点，接下来就围绕上述几个着力点进行详细的论述。

一是注重组织体系的全面优化。就公立医院日常运营活动而言，医务人员为患者提供医疗卫生服务是运营活动的重中之重，这也意味着公立医院在运营活动中要将时间归还给医务人员，把医务人员归还给患者，进而让具备专业能力和专业素养的人去做极具专业性的工作，让公立医院真正可以实现资源效益最大化这一最终目标。基于此，公立医院在优化现有运营管理组织体系的过程中，要确立一套医院运营管理委员会→

院长→总会计师→医院运营管理部门→医院运营管理人员的组织体系。其间，医院运营管理委员会的工作内容主要包括制定相关制度、提出具有建设性的意见和建议、对全院运营管理报告做出评价并针对各项运营管理制度和措施进行审定。院长所要负责的医院运营管理工作则较为具体，并且具有方向性，具体指向运营管理的重点与难点工作。总会计师通常扮演院长助理的角色，协助院长更好地完成运营管理的重点与难点工作。运营管理部门的工作则具有明显的复杂性，其工作重心在于向不同的运营管理领域分派专门人员，积极组织各个科室和部门申报并实施运营项目，并且还要协助上级运营管理部门落实相关的运营管理工作。处于医院运营管理组织体系最基层的运营管理人员要定期进行各科室和部门运营情况的全面分析，并且还要就产生的新现象进行详尽的调查研究，最终提出有助于医院运营管理实现全面优化的具体建议。

二是强调工作机制的高度合理化。所谓的"工作机制"就是各部门之间的分工能够保持高度明确，并形成运营管理的合力，让资金、物力、人力、信息在各个科室和部门之间有序运转，将它们充分联系起来，消除业务、事项、职能之间彼此存在的割裂感和壁垒。管理部门要从中发挥"中转站"和"情报所"的作用，让资金、人力、物力、信息能够实现全面归集和分析，最终反馈给各个科室和部门，这样各个部门和各个项目运营过程也会形成一个完整的闭环。最后还要打造健全的医院运营管理工作考核与评价系统，其内容不仅要包括考勤方面，还要包括运营管理工作的进度、质量和损耗情况、对应科室或部门的满意度情况等，让对应科室绩效考核与医院运营管理工作相挂钩，进而全面调动各科室和部门医疗卫生服务的积极性与主动性。

三是进一步对制度体系进行优化。在公立医院高效率运营的全过程中，高质量的运营管理工作自然是必不可少的保障性环节，而管理制度则是该保障条件作用达到最大化的关键所在。对此，在现有运营管理制度体系的优化过程中，必须强调医疗服务标准、实操规范、业务流程、内部控制、经济管理等多项制度。其制度内容应涉及医院预算管理、医院收入管理、医院支出管理、医院成本管理、绩效管理、政府采购管理、动态资产管理、项目建设管理、医院各项合同管理、医院发展决策管理等制度，力求制度体系能够涵盖公立医院日常运营的方方面面，为高质量开展各项活动提供强有力的支持。

四是人才体系建设水平的不断提升。公立医院运营效率的全面提升关键在于运营管理工作的高质量开展，而全面提高其运营管理质量必须要有过硬的专业人才作为支撑条件，进而才能充分发挥其部门职能。在这里，人才不仅要具备战略管理能力，还要高度兼具预算管理、成本管理、运营管理、绩效与风险管理的能力。在此基础上，医院还要致力于运营管理人员在管理专业知识、管理思维的科学化、沟通技巧、综合协调能力、创新意识方面的全面培养，力求医院运营管理人才不仅熟知各科室和部门的基本业务流程、内容、要求，还能根据国家医疗卫生事业发展的战略决策合理进行运营管理工作的优化与调整。

五是信息化系统建设要始终与时代发展步伐相统一。面对大数据和云时代的到来，在公立医院运营管理体系构建与创新发展的实践过程中，实现业财融合必然要有高尖端的信息技术作为支持，打造出与时代发展步伐相统一的信息化系统，力保运营管理工作的各个环节能够实现高度信息化，让关键信息在复杂而又动态化的运营环境中能够得到甄别，并且将其进行有效获取、处理、使用，切实反映出公立医院运营全过程的实质性现象。在这里，信息化系统建设应包括四个层级：第一层应该是业务活动层。在公立医院的各项活动流程之中，信息化系统都应当针对其信息的生命周期进行全面管理，让信息本身在运营管理活动中没有任何死角存在。在此之后，要以嵌入式运营管理系统和基础字典信息库作为系统工具，确保人力、物力、财力、活动事项得到全流程管理。第二层则是财务管理层。通过信息系统中的数据抽取功能，从医疗、教学、科研、防疫等业务信息系统中，抽取对运营管理起到绝对支撑作用的有关数据，对其进行全面处理并尽力运营数据库，以供运营管理过程中各种角色分析使用，并对使用过程进行系统化完善，进而确保运营管理过程的经济程度不断提升。第三层为管理决策层。要打造一个完整的运营数据中心，并通过相应的运营数据对运营管理的主题和角色进行深度分析，从而让公立医院运营管理工作的系统性分析可以转化为现实，充分挖掘出运营管理工作各项数据的价值所在，让数据更好地支撑医院精细化运营的各项决策。第四层为系统集成层。公立医院运营全过程必须保持科室与部门之间的紧密联系，而这也意味着运营管理工作的全面开展必须将信息孤岛全面打通，进而将各科室和部门之间的信息系统打造成信息网，力求各项信息和数据在各科室和部门之间保持高效率的传输，并且能够实现精准化的对接，这样全院各项业务与运营管理工作方可实现深度融合。

三、要实现管理会计工具应用能力的最大化

就公立医院运营管理工作的重要组成而言，业务管理是重要的一项，而财务管理同样是核心所在，所以确保财务管理工作高质量开展也是提升全院运营效率的关键所在。对业财融合而言，要全面提升财务管理人员使用管理会计工具的能力。具体而言，管理会计工具主要应用于公立医院战略管理、成本管理、预算管理、运营管理、绩效管理、风险管理和投融资管理工作之中，而这些管理是全员日常管理工作的全部。有关工作人员掌握该工具的应用步骤并且达到熟练操作水平，势必会促进财务管理迈向高质量发展新台阶，更能彰显公立医院运营管理的高水平，对业财深度融合的作用自然不言而喻。

四、业财融合的深度应实现最大程度增强

在公立医院日常运营的全过程中，运营管理人员的工作职能突出。由于要深处临床和科研工作第一线，全面了解各科室和部门日常运营的

基本情况，所以他们在全院运营管理工作之中被视为"双目"。在这里，就需要运营管理人员实时对科室和部门运营过程中的所有数据进行采集，并对其做出系统化和准确化的分析，在第一时间能够发觉其瓶颈和短板所在，并且能够与各科室和部门负责人进行有效协调与沟通，让全院运营管理政策能够切实在科室与部门之间充分落实下去，同时还能让各科室和部门在运营过程中所遇到的瓶颈和存在的短板及时回传至管理层，由此确保全院业务经营活动与运营管理活动的融合深度达到最大化。

五、运营活动的基本流程应达到最优化

面对新时代发展大环境，公立医院实现高质量发展必须将拥有一套系统的运营流程作为基本前提，而这一前提条件达到理想要有运营管理工作为之提供强有力的保障，这样才能为不断增加业财融合深度提供强有力的推动作用。具体而言，医院运营管理工作促进实现运营活动基本流程达到最优化应从以下五方面入手。

首先，要针对全院日常运营活动的基本组成，以及每个结构的运营流程进行全面梳理，并且将其运营过程的流程图绘制出来，以最清晰和最直观的形式呈现在医院运营管理部门所有工作人员面前，让其明确运营过程的各个细节与步骤。

其次，要针对医院运营全过程中的各个流程、各个细节、各个步骤的具体情况做出全面分析，并且对运营所用的时间、所开展的服务、所产生的成本、体现出的质量、存在的风险等多方面进行系统化评估，从中确定存在的短板。

再次，要以公立医院发展战略的目标层和患者层作为依托，并且立足于价值增加、成本效益最大、适应性最高三项原则，针对公立医院运营活动的基本流程进行全面优化，甚至可以打破传统进行再造。

最后，要全面开展各项业务流程的运营效率、各流程所产生的成本、各流程的服务质量、患者对诊疗流程的满意度四方面的调查工作，对其

流程运营的效果进行评价，并以此为依据找出有效优化公立医院运营流程的突破口，并且对存在的短板逐一进行弥补，最终形成一个完整的全生命周期循环。

除此之外，必须对老生常谈的运营流程标准化和信息化两方面加以进一步重视，不仅要对其相关的规章制度不断加以完善，还要做到拥有一套完整的业务流程运行指南，并且使其在相关信息系统之中能够得到充分体现，由此确保运营活动的基本流程达到最优化。

六、核心资源应始终保持配置的科学性

就当下乃至未来公立医院所面临的压力与挑战而言，患者对医疗卫生方面的需求正在不断增大，同时要求也在不断提升，但是医疗卫生服务资源具有明显的有限性，如何对二者加以平衡，将有效的资源配置到公立医院运营的各个环节之中，将其作用与价值最大程度发掘出来，是当今乃至未来时代广大医疗事业工作者要深入研究与探索的方向，同时也是公立医院业财深度融合必不可少的推动力。在这里，全面加强并保持核心资源配置的科学性成为重中之重，具体操作则体现在以下四方面。

一是应结合公立医院战略发展大方向和业务发展的实际需求，并通过医院全年财务预算，全面开展资源配置的准入论证。该做法的目的就是要让公立医院核心资源配置能够站在未来发展的战略层面，通过分析业务发展和公众的需求，将有限的资源配置在需求最迫切的环节，进而为公立医院运营过程不断提升其公益性奠定坚实的基础。

二是医院各科室、部门要始终围绕具体要求和行业标准，对人力、物力、财力、信息等资源配置的标准加以高度明确，并且以定额与定率相结合的方式，将有限的资源配置到医院运营流程的各个环节。

三是在做好核心资源有效配置工作的基础上，还要进行定期或者不定期的资源使用效率、效能、效用、效益的评价，从而为核心资源配置方案的优化以及科学决策的制定提供客观的依据。

四是在获得评价结果的基础上，要对其进行全面的结果分析，并将最终的结论第一时间反馈至核心资源使用部门，以及医院运营管理的决策层。与此同时，还要做到与资源使用部门的绩效相挂钩，力求有效进行核心资源配置方案调整的过程中能够拥有可靠依据，实现医院核心资源始终能够处于科学配置状态。

综合本节所阐述的观点不难发现，在新时代大环境下的公立医院运营管理体系创新实践过程中，业财深度融合至关重要，是财务管理与业务管理实现全面对接，进而加快公立医院运营效率的有力推手。

第三节　集团医院的战略财务

就新时代公立医院发展的总体态势而言，"集团化"无疑已经成为现实，并且在未来发展道路中会长期保持这一发展态势。在这一大环境之下，战略财务已成为集团医院战略发展至关重要的一环。为此，本节就围绕集团医院的战略财务管理进行系统化论述。

一、集团医院战略财务管理体系构建的重点

从战略层面看，集团医院财务管理工作必须要有统一的标准和统一的过程作为支撑，如此方可保证集团医院财务情况能够更加客观、准确、全面地反映出来。这需要建立一套系统化的集团医院战略财务管理体系作为基础。接下来本书就以此为立足点，针对建立过程中关注的重点加以论述。

（一）管理体系

要依托国家统一会计制度的一系列要求，对其财务工作全面实施垂直管理控制，并建立完善的管理控制体系。配备总会计师，直接对院长负责。该岗位的职责范围主要体现在管理和监控集团医院各项财务活动

和会计活动，力保集团医院财务工作高质量运行。

（二）资源配置

从集团医院战略财务管理体系的重要构成角度出发，资源配置无疑是至关重要的保障条件，原因在于其能确保"硬件"和"软件"资源的充分性，以及利用效率的最大化。集团医院资源配置应在两方面提起高度重视：一是必须做到集团医院资金的统一管理，二是集团医院各项采购要做到统一管理。

对前者而言，资金是集团医院正常运营的重要保证，而系统化的财务管理则是最为关键性的保障条件。集团医院只有确保实时掌握资金动态方可确保对下属各分院的发展做出正确决策。在集团医院编制用款方面，必须有明确而又统一的资金管理思想，即"一个集中"。其中，必须高度明确单价过 M 万或批量过 N 万的医疗设备引进必须遵照科室编制用款计划实施，之后要将其用款计划明细提交至分院，经院长会议通过并由院长正式确认后方可支付。

就后者而言，由于集团医院的支出主要集中在药品、器材、材料、设备的引进方面，因此对这些资源采购工作进行统一管理有着极高的必要性。其中，既要强调集团医院对于上述采购方向统一管理模式的构建，又要根据国家和地方所实行的相应法律法规，在审计部门监督和获得药事管理委员会、设备管理委员会等专业机构许可的基础上，由集团医院统一负责上述资源的采购与维护。与此同时，在财务部门进行有关款项的支付过程中，必须根据采购程序进行全面审核。

（三）财务核算

在集团医院财务核算工作中，通过人员集中的模式，统一开展财务管理工作。其间，设置财务部门的同时，还要依据国家和医院相关会计制度，确立一整套集团医院会计规定。在此之中，既要包括规范而又统一的核算口径和核算标准，又要包括系统规范的账务管理和账务结算工作，进而形成一套标准化和系统化的报表体系。

集团医院要打造系统程度极高的财务信息管理系统，使总院、分院、分门诊的账务核算工作在财务共享系统中完成，实现财务核算业务彼此间的紧密联系。该做法之所以具有极高的可行性和必要性，原因主要体现在两方面：一是随着集团医院业务量的不断增加，必然会出现财务分管的局面，进而让不同的负责人分别管理不同的账户，每个账户更是会遇到会计科目、会计人员、供应商、客户等方面不断变动的情况，这会严重影响集团医院合并报表的第一时间形成；二是在进行集团医院经营状况的分析过程中，必须经过不同账户数据的导出、加工、合并三个环节，这不仅极大程度上增加了财务核算的工作量，导致时间上的浪费，而且严重影响获取各项财务数据的效率。

故而在集团医院财务核算工作中，要依托大数据技术和云计算技术打造集团医院大型财务共享系统，建立财务数据中心的同时，还要做到始终拥有一套相互隔离的套账。这样集团医院财务核算的各项数据既呈现高度集中，又呈现相互分离，还具备可查询和可分析两个重要特性。集团医院要有统一的科目管理、人员权限、业务流程，以及应收款、供应商、资金管理与监控制度与之相匹配。

（四）分析评价

在进行集团医院战略财务管理的全过程中，必须有明确的数据分析方法作为支撑，并随之建立明确的财务分析体系。其中，要素分析、对比分析、趋势分析等方法必须作为最基本的方法组成，分别以月、季、年为时间节点，并根据各时间节点所提出的明确要求，明确多层次财务指标。在此之后，要通过对总院、分院、分门诊的财务指标数据进行科学对比与分析，从而得出集团医院运营基本情况，并为战略部署的及时调整与优化提供重要的依据。

具体而言，集团医院针对时间间隔相对较短的财务核算周期（以月为时间单位进行财务指标对比与分析），应将核算指标数据与前一年度相同指标情况进行对比和分析，其重点应落在收支总额、医药收入构成比例、每百元收支对比、应收账款构成、账款收回、参保人员基本定额等数据指标。在进行季度财务指标对比与分析的过程中，要对所处外部大环境的实际情况进行深入分析，确保集团医院战略发展大方针的战略决策具有高度准确性。其间，要在上述财务指标的基础上，对门诊住院病人的人均费用、财务预算的执行情况、各类病人构成情况、资产周转情况等指标再进行对比与分析，以此确保集团医院下设的分院、分门诊每季度财务收支情况得以客观呈现，并为集团医院战略发展部署及时有效的调整提供有力保证。针对年度财务指标的对比与分析，集团医院要针对下属各分院、分门诊的整体财务情况进行全面的汇总，并做出系统性的分析，同时还要向集团医院全院职工汇报年度经营状况。除此之外，还要注重定期进行同期财务情况对比和分析，从中发现集团医院发展过程中存在的短板，让其潜在风险充分显现的同时，通过有效完善、改进、优化短板的方式对其加以全面规避。

通过以上观点的阐述不难发现，在集团医院战略财务管理模式构建全过程之中，不仅要有明确的战略管理体系作为根基，而且要有系统化的资源配置体系、财务核算体系、分析评价体系作为支持条件，如此方可确保财务管理工作的统一化进行，对集团医院的人、财、物实行统一的监控与管理，力保资源共享、资源调动、资源配置的合理化全面提升，从而让集团医院资金利用效率不断提升的同时，资金成本降到最低。

二、建立集团医院战略财务管理体系的入手点

集团医院必须建立一套技术水平高，并且具有高度系统性的财务共享管理系统，确保总院、分院、分门诊财务数据实现快速分解、合并、分析，通过账务的整体层面能够反映集团医院财务的总体情况。在此期

间，既要做到部分数据能够与财务软件之间相互连接，让有关数据实时呈现在财务管理人员面前，又要做到在财务数据的获取过程中，有足够的工作人员数量，进而确保在人工数据汇总和数据加工的环节中，消除出现错误的可能性，以此全面确保集团医院会计数据的真实性和准确性。在这里，具体操作应该从以下三方面入手。

首先，开发一体化财务信息管理软件，并确保功能性的高度完善，做到在人事变动的情况下可以充分反映人力资源系统的变动情况，并且针对资源申购、采购、入库、付款等一系列采购流程能够拥有一套较为完整的管理系统；其次，打造药品库存实时监控系统，为药品质量提供强有力的保证；最后，建立总院、分院、门诊（科室）三层次收入成本自动采集系统，确保集团医院成本控制目标的全面实现。

总而言之，在信息化和数字化时代背景之下，财务软件的深层次开发对集团医院各项业务数据和经济信息的采集起到至关重要的推动作用，同时还能确保财务信息传递的实时性不断提升，有效增强各项财务数据的共享与集中管理水平，这无疑是集团医院战略财务管理模式真正体现信息真实性、准确性、完整性、有效性的重要抓手，更有利于实现集团医院下属各单位和各科室财务核算的集中监控，进而为集团医院根据自身发展需要设计控制标准、科学开展经济业务的成本控制提供前提条件。

综合本章所阐述的观点不难发现，在公立医院运营体制创新道路中，应当对智慧管理、业财融合、战略财务给予高度重视，如此方可确保公立医院运营管理体系构建的系统化程度实现突破，进而确保公立医院在当代乃至未来社会之中以高质量的姿态有序运行，满足广大人民群众对医疗健康的迫切需要。

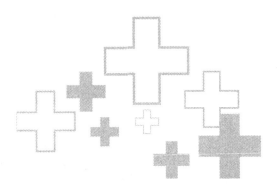

第七章 公立医院运营管理体系创新的具体路径

在新医疗体制改革不断深化与落实的大背景下，公立医院运营管理体系的构建与应用要与其要求保持高度适应。因此，创新实践路径的不断开发自然成为公立医院运营管理工作始终高度关注的焦点。本章就从公立医院运营管理组织体系的建设、医疗供应链的管理、运营管理的数智化、财务管理的创新四方面入手，对其创新实践路径做出明确阐述，希望能够为读者和有关从业人员带来一定的启发和帮助。

第一节 运营管理组织体系的建设

组织体系是管理体系大框架中的基本组成，其作用主要体现为组织、协调、统筹各项管理工作的全面开展，因此在管理体系构建过程中，通常要将其置于首位，公立医院运营管理体系创新实践路径的构建无疑也不例外。本节内容就以此为研究对象，围绕公立医院运营管理组织体系构建中的顶层设计以及工作机制两方面进行具体研究与探索。

一、顶层设计

从相关政策层面分析，2020 年国家卫生健康委员会下发《关于加强公立医院运营管理的指导意见》，明确指出公立医院运营管理工作开展的一系列具体要求。其中，在组织架构方面更是有着明确的要求，而这也意味着公立医院运营管理组织体系组织架构的顶层设计将迎来前所未有的挑战。

在公立医院探索运营管理体系创新实践的路径中，组织体系的建设必然要有一套具有全面性和创新性的顶层设计方案作为根本。其关键在于要结合现有的运营管理办公室组织架构，通过不断完善其内部组织结构来打造出完整的组织体系。

具体而言，公立医院可成立运营管理委员会，下设运营管理办公室。与此同时，还要组建运营助理团队，由运营管理办公室和运营助理团队共同完成医院运营管理各项工作，形成三级运营管理组织体系。

运营管理委员会作为公立医院运营管理体系中最顶层的决策机构，肩负着根据医院发展的战略目标，加快全院核心业务与运营管理工作相融合的步伐，确保全院优势资源科学配置、精细管理、高效使用等重要责任。其中，该委员会主任委员要由院长和院党委书记共同担任，总会计师担任党委常务副主任委员，其他院级领导担任副主任委员，科室主任则为委员会成员。在议事的基本形式方面，要继续依据"三重一大"的制度、医院发展战略规划、运营管理委员会议事规则来制定。

另外，该委员会的日常工作要由运营管理办公室负责，总会计师则要作为办公室负责人，协助院长分管运营管理。运营助理团队则要肩负全院医务人员的培训、组织、协调、管理、考核等多项工作，确保公立医院在财务、审计、医疗卫生服务、物价、医保、信息化建设等领域的高质量运行。

二、医院内部职能科室的系统工作机制的形成

针对公立医院运营管理组织体系构建的创新实践，明确最顶层的组织框架是基础中的基础，但依然需要关键条件作为支撑。具体而言，公立医院的运营管理要有明确而又系统的职能部门，同时各职能部门之间形成一套系统的工作机制，进而才能让组织体系充分发挥其职能作用。接下来本书就从理想的层面出发，对医院内部所必须具备的职能科室、部门和系统化的工作机制形成过程加以论述。

（一）发展规划部

该部门的主要工作包括两方面：一方面在于立足国家有关规定和战略发展规划所提出的具体要求，以及当前和未来医院发展的战略定位、运营的整体目标、精细化管理的具体要求，科学制定医院中长期发展规划，以此来引领全院高质量发展具体方向；另一方面则是以问题和发展目标作为具体导向，有效指导全院各科室和部门高质量达成预定的阶段性战略规划目标。在这里可以看出，发展规划部与医院其他所有管理部门之间存在着紧密的协同关系。

（二）医务部

该部门的主要职责体现在三方面：第一，不断增强临床工作路径的标准化，确保临床工作的各个细节都能拥有规范性的流程，实现医疗服务活动达到高度规范的水平；第二，根据国家、地方、医院关于公立医院运营的各项制度、管理、质量，以及岗位职责、业务内容、资源配置的具体要求，将医疗服务的业务全流程用最直观的方式呈现，并且对流程不断进行深度优化，力求医院运营过程的潜在风险能够得到有效规避，满足新时代对公立医院建设与发展提出的具体要求；第三，对医疗卫生服务的各个环节进行全面检验，并将此工作与结果固定至相关制度和信

息系统之中，确保医疗卫生服务管理能够迈向高度的标准化和信息化新高度，从而确保公立医院运营全过程始终保持高效率。而在这些职责的履行过程中，需要质量控制与评价、审计、预算管理、会计核算、成本控制、信息中心等管理部门之间保持高度协同。

（三）护理部

该部门所肩负的职责明确，主要表现在三方面：第一，科学制定护理工作质量与安全控制相关指标，并且不断优化护理工作质量和安全控制的测量方法，确保患者就医过程满意程度得到不断提升的同时，力求护理工作始终保持高度的规范化；第二，根据国家、地方、医院所提出的相关制度和要求，针对护理工作制度、管理原则、质量要求、岗位职责、业务内容等多个方面明确整体工作流程，并且确保全流程始终能够保持不断优化，避免护理工作风险的出现，以此满足外部市场环境和内部运营环境不断提出的新要求；第三，将护理工作流程检验结果固定至管理制度和信息系统之中，确保医院护理工作高度规范化和信息化的同时，力求护理工作的高效性不断提升。结合上述该部门所要履行的主要职责可以看出，护理部同样需要质量控制与评价、审计、预算管理、会计核算、成本控制、信息中心等管理部门与之保持协同。

（四）质量控制与评价办公室

该部门在公立医院运营过程中所肩负的职责同样体现在三方面：一是从医疗、教研、预防三个维度建立医院内部绩效评价指标，并开展全方位的绩效考核与评价工作，对全院运营管理的落实情况予以考核；二是为全院综合质量绩效考核与评价提供强有力的保障条件，并且能够力保绩效考核与评价结果能够为改善运营管理提供强有力的帮助；三是确保医院经济业务管理的各项要求能够与质量控制环节形成紧密联系，确保公立医院能够实现业务与财务的深度融合。通过上述质量控制与评价办公室所要履行的三项职责不难发现，其需要得到全院其他管理部门的高度支持，只有做到全科室、部门协同配合才能将上述职责转化为现实。

（五）人力资源部

该部门所肩负的职责在公立医院未来发展道路中直接关乎其"成"与"败"，具体职责主要由三方面构成：第一，立足公立医院新医疗体制改革背景下的战略规划，将人力资源配置的标准不断予以完善和优化；第二，根据国家、地方、医院有关制度、原则、要求明确人力资源管理的实施流程，并以图示的形式直观呈现出来，同时还要对流程进行不断深化和改进；第三，根据实践检验的结果，将人力资源成功经验和教训固化至有关管理制度和信息系统之中，以此确保公立医院人力资源管理的规范性和高效性的不断提升。立足人力资源部所要履行的职责不难发现，质量控制与评价办公室、预算管理办公室、成本控制办公室、信息中心必须与之保持高度协同。

（六）审计部

该部门所承担的基本职责可从三方面进行阐述，从中也能够充分显示出所要协同的其他管理部门：第一，从人力、财力、物力、技术四个维度加强全院医疗卫生服务行为向经济行为转化的控制和监管；第二，全面增强公立医院内部审计监管工作水平和风险管理水平，确保对医院潜在的风险进行有效研判和评估，进而制定出风险防控实施机制；第三，从质量、时间、成本、风险四个方面，并立足全院内部控制的具体要求，对医疗卫生服务全流程中的人力、财力、物力、技术等业务流程的科学性和规范性以及适应性进行分析，做到有效发现问题、分析问题、解决问题。通过审计部所履行的职责可以总结出，质量控制与评价办公室、预算管理办公室、会计核算办公室、成本控制办公室、价格收费办公室等管理部门应向审计部门提供大力支持。

（七）预算管理办公室

该部门的主要职责体现在三方面：第一，进一步深化医院全面预算管理工作，确保医院资金使用效益能够实现最大化；第二，高度明确全面预算管理工作的具体细节，确保医院运营过程能够依托内部和外部环境的具体变化，及时有效地将预算管理的规程予以完善，进而确保医院收支能够达到平衡，确保预算约束力得到进一步增强；第三，根据医院中长期发展战略目标规划，形成一套完整的资金类资源分配标准。通过以上所呈现的部门职责不难发现，该部门职责履行过程中需要与全院各管理部门之间保持紧密的沟通与协作。

（八）会计核算办公室

该部门的主要职责体现在四个方面：第一，针对全院所有财务、合同、医保结算工作进行管理，充分发挥出财务管理的作用和价值，确保全员成本的有效控制；第二，针对全院债务风险进行合理管控，确保医院不存在举债建设的情况；第三，根据国家、地方、医院会计核算的有关制度、原则、要求、岗位职责等，明确会计核算的实施流程，并以图示的形式直观呈现出来，同时还要对其流程进行不断深化和改进，确保医院会计核算工作始终保持环环相扣和相互制约；第四，总结财务核算工作流程实践成果与经验，将其固化至有关管理制度和信息系统之中，以此确保会计核算工作始终保持高度规范，并且工作流程的实施过程始终具有高度的规范性。通过上述部门所要履行的职责可以看出，会计核算办公室必须与质量控制与评价办公室、成本控制办公室、信息中心、招标采购办公室、装备部、后勤保障与基础建设办公室等管理部门相协同。

（九）成本控制办公室

该部门所肩负的职责明确，其具体表现可归纳为三方面：第一，系统化开展成本核算工作，确保医院运营全过程的成本得到科学控制，为其可持续发展提供有力保障；第二，将运营过程所产生的所有数据进行全面处理，力求数据始终保持高度的标准化和集成化的同时，确保运营数据始终能够保持高度的共享性和应用性，让公立医院各项改革决策的制定能够有客观数据作为支撑条件；第三，要依托医院发展战略规划，将医院未来发展的目标任务、绩效考核指标、质量控制流程充分融入成本控制工作之中。纵观上述成本控制办公室所要履行的具体职责可以看出，发展规划部、质量控制与评价办公室、人力资源部等管理部门要与之协同。

（十）医疗保险和价格收费办公室

该部门的主要职责可归纳为三方面：第一，落实国家医保政策，监督医保基金的使用；第二，针对经济业务的一切价格进行有效管理，并且不断加强医疗收费行为的规范性，确保为全院业务可持续增长提供强有力的保障；第三，要与质量控制和绩效评价工作人员共同构建医疗服务价格日常监管机制，并定期和不定期开展医疗服务管理规范性评价，以此避免一切价格违规操作行为的出现。通过上述部门所要履行的职责可以看出，质量控制与评价办公室、招标采购办公室、预算管理办公室等管理部门要与之保持协同。

（十一）资产管理中心

该部门日常工作较为繁杂，同时也具有明显的系统性。因此，在医院运营全过程中，其所肩负的职责也具有高度的代表性，具体表现为四方面：第一，时刻做好资产的科学配置、使用、处置环节的管理工作，并且要针对资产使用情况做出具体分析和动态化评价；第二，立足公立医院未来发展战略目标的中长期发展规划，科学构建一套极具适用性的资产配置和资源配置标准，以求公立医院资产管理水平的全面提升，并力求管理工作的极度规范；第三，根据国家、地方、行业资产管理的相关制度、原则、质量要求、岗位职责等相关规定，对公立医院资产管理的一般流程予以高度明确，并且通过图示的方式予以清晰呈现，并且做到针对其管理全流程不断进行优化和改进，为公立医院资产始终保持高度完整提供有力保障；第四，对公立医院资产管理工作实践成果进行全方位检验，并将其经验和教训固化至资产管理信息系统和相关管理制度之中，力保资产管理中心在公立医院日常运营过程中始终保持高度的标准化和信息化，为公立医院未来发展提供强有力的资源保障。通过以上对公立医院资产管理中心的职责论述不难发现，确保上述部门职责的全面履行需要发展规划部、质量控制与评价办公室、预算管理办公室、会计核算办公室、成本控制办公室等管理部门之间保持相互协同。

（十二）信息中心

该部门作为全院的串联部门，部门职能不仅体现出管理性，而且具备职能部门间的串联性。信息中心所肩负的部门职能主要包括五方面：第一，与全院其他职能部门一道，依托国家和地方所提出的相关要求，全面提升医院信息化发展的层次，建立完善的运营管理信息系统、服务平台、数据接口，以及全院运营大数据中心，力求对全院的各类资源进行全过程性管理；第二，以全面建成的信息平台为依托，全面提高医院信息系统升级与维护标准，确保信息系统运行、升级、换代的过程始终保持高度规范，并能做到信息资源和数据的高度共享，为临床和管理工作的互联架设起理想桥梁；第三，全面加强数据分析技术的引进，并且不断将运营数据仓库加以升级优化，确保能从各科室和部门有效抽取有效数据进行分析，为医院战略发展各项决策的制定提供客观和可靠的依据；第四，不断增强全院各个信息系统之间的对接功能，力求各项数据始终保持高度规范性的同时，更能体现出数据本身的完整性和有效性，充分支持医院运营过程的统计、分析、评价、监控等活动高质量开展；第五，始终将医院运营管理全过程中的信息安全建设视为重中之重，不断提升各信息系统安全等级，并且对信息保护措施和相关制度不断加以完善。通过以上信息中心在公立医院运营管理过程中所肩负的职责不难发现，其需要有全院各管理部门的高度支持，原因在于信息系统的数据源自各个部门，只有做到彼此之间高度协同，方可确保各项数据的正常流转与使用。

（十三）药学部

该部门是公立医院运营全过程的重要组成部分，其管理质量更是直接关乎患者和社会对医院的整体满意度。因此，在构建公立医院运营管理组织体系的过程中，必须将该部门作为组织体系结构的重要组成。其所肩负的职责主要包括三方面：第一，依托公立医院战略发展目标和中长期发展规划，制定药物类资源配置的具体标准，并且结合时代发展新要求，不断将配置标准加以革新；第二，根据国家、地方、医院医药物资管理相关规章制度、原则、要求、岗位职责等，将医院管理工作流程高度明确，并以视觉直观的方式予以呈现，此后还要不断对管理流程的细节进行优化；第三，持续检验医院资源管理工作开展成效，并将成功经验固化于药物资源管理信息系统和相关制度之中，确保医院药物资源管理的高度科学化、规范化、优质化。通过以上关于该部门职责的阐述可以看出，该部门职责的履行要有其他有关管理部门相协调，即与质量控制与评价办公室、审计部、预算管理办公室、会计核算办公室、成本控制办公室、价格收费办公室、信息中心等相协调。

（十四）招标采购办公室

由于该部门是公立医院日常运营的又一核心部门，所肩负的职责同样直接关乎公立医院未来发展，因此在探索公立医院运营管理体系创新实践路径的过程中，组织体系的构建必须将该部门放在重要位置。其主要肩负的职责具体可归纳为两方面：第一，建立高度明确的采购行为规范，以及高度健全的采购监督机制、内部控制长效机制、采购管理体系，力保招标采购各个环节高度公开化和透明化，确保公立医院潜在风险能够得到有效防范；第二，建立高度系统化的招标采购管理程序，并且高度明确招标采购的规范性行为，以此保证医院采购资金的使用效率达到最大化，呈现极高的医院采购工作的整体水平。通过以上关于该部门职责的具体阐述不难发现，该部门日常管理工作流程需要医院所有管理部门的沟通参与，并且要始终以高度协同的姿态开展各项管理工作，以此方可确保招标采购工作的成本控制和风险控制始终保持科学化。

（十五）装备部

该部门作为公立医院建设与发展的保障性部门，始终发挥为公立医院长远发展提供硬件支持的作用。在公立医院运营全过程中，其所肩负的职责主要包括五方面：第一，要立足公立医院长远发展的总体战略目标和中长期发展战略规划，将物资资源配置的标准不断加以完善，确保能够满足公立医院未来建设与发展的物资需要；第二，以全院物资管理制度、原则、质量要求、各岗位工作职责等为依据，建立一套完整并且高度清晰和适用的物资管理流程，并且能够将其不断加以合理化地改革与优化，力保公立医院物资管理始终具有高效性；第三，对实践成果进行全方位检验，并将其经验和教训固化至装备管理信息系统和相关管理制度之中，并且始终对管理流程进行优化和革新，力求装备管理信息系统的信息化和规范性得到不断提升，为公立医院未来发展提供强有力的装备保障；第四，制定医疗设备维护和检修管理制度和流程，并对其维护与检修的情况加以实时监控，为全院医疗质量全面提升提供有力保障，并对医疗隐患予以有效规避；第五，明确医用装备生命周期，并强化管理技术的不断创新，切实为各项医疗卫生服务工作的高质量开展提供强有力的技术物资支持。通过以上对该部门日常职责履行的具体介绍不难发现，装备部日常管理工作各项事务的开展需要得到发展规划部、资产管理中心、信息中心等管理部门的大力支持，并且要始终保持高度协同的工作状态。

（十六）后勤保障与基础建设办公室

该部门是公立医院日常后勤保障和基础建设项目筹划与实施的核心部门，在公立医院发展道路中发挥着至关重要的作用，也是公立医院运营管理组织体系的重要组成部分。其所肩负的职责主要包括六方面：第一，始终坚持后勤服务的社会化思想，全面提高医院后勤服务的整体质量；第二，全面确保电器、餐饮、环境卫生、建筑用房安全，并强调后勤管理的针对性，力求后勤服务流程始终保持高度优化的同时，形成一套健全的管理机制，实现全院能耗的科学管控；第三，打造一站式的"智慧化"后勤服务模式，力保全院后勤工作质量和工作效率"质"的提升；第四，根据公立医院未来发展战略目标和中长期发展战略规划，制定出切实可行的能源、空间、资源科学配置方案与标准；第五，根据后勤保障和基础建设相关制度、原则、质量要求、岗位职责等相关规定，将公立医院后勤保障与基础建设工作流程高度明确，并以图示的形式予以呈现，同时对将该工作流程的各个细节不断加以优化；第六，对实践成果进行全面检验并认证，并将其经验和教训固化至后勤保障与基础建设信息系统以及相关制度之中，为公立医院未来发展提供极其有力的保障条件。通过以上关于该部门职责的具体阐述不难发现，该部门的职责履行需有相关管理部门与之相协同，如发展规划部、审计部、预算管理办公室、成本控制办公室、资产管理中心、信息中心等。

综上所述，在公立医院运营管理体系创新实践道路探索过程中，组织体系要放在首要位置，不仅要有组织结构的顶层设计作为重要支撑，而且要有一套完整的组织结构工作机制作为保障，以此方可确保让公立医院运营管理组织体系中的各部门明确其职责，开创出高度协同的组织运行局面，为公立医院高质量运营提供强大的组织力和保障力。

第二节　医疗供应链的管理

有效的医疗供应链管理能够帮助医院缩减成本、提升运营效率。在公立医院运营管理创新实践中，应做好医疗供应链的管理。

一、医疗设备管理

医疗设备作为公立医院固定资产的核心部分，其管理的过程是否具备高度科学性与合理性，必然会直接作用于政府采购和库存情况，最终也会对公立医院运营过程中现金流动性以及医疗卫生服务成本能否得到有效控制产生相应影响。对此，接下来本书就针对公立医院医疗供应链管理的创新实践路径做出具体阐述。

（一）设备的申购论证、预算、采购管理

在公立医院医用耗材管理工作开展的全过程中，必须做到管理工作始终保持高度的系统化与科学化，力保管理工作的高效性，实现可持续提升。就当前公立医院运营管理的全过程而言，无论是在业务管理方面还是在医疗管理工作方面，政府在公立医院运营管理工作中发挥着重要指导和监管作用。在医疗设备管理方面，申购论证、预算、采购管理依然要以政府为主导，全面确保医用耗材采购的合理性和零库存的全面实现。

其间，申购过程要根据政府和医院所采取的内部控制管理办法，按照政府和医院所提出的设备申报和采购预案，建立一套高度信息化的管理系统。其中，要包括年度采购计划和预案及临时采购计划和预案，并且还要明确具体的申购流程，并使其购置的可行性和必要性论证过程和结果在系统中留有痕迹。

在此基础上，还要确定逐级上报审批的权限，以及采购过程中的谈判与合同细节要在该管理系统中保留痕迹。除此之外，要以在验收过程中所生成的具体信息作为固定资产台账生成的原始凭证，进而确保固定资产的引进和耗损之间保持高度平衡，这样自然让实现零库存具备理想的前提条件。

（二）设备中心库房管理

设备中心库房是公立医院固定资产存放之所，是全院医疗卫生服务处置应急和突发事件的资源保障中心。对此，在全面确保公立医院医疗卫生服务质量的道路中，全面加强设备中心库房管理工作是至关重要的环节，也是政府采购工作合理进行并且始终保持零库存的关键一环。要加强设备中心库房管理信息系统的建设，支持多院区统一管理，能够针对设备先进水平和设备存量的合理性进行全面分析，能够有效发出存储预警，进而最大限度满足医院各项业务发展需要的同时，为政府采购提供具有客观性的依据，让零库存在公立医院医疗供应链管理中成为现实，确保医疗设备在预算指标内实现不断更新。

（三）医疗设备资产台账管理

"台账"以往是指账台之上供人们翻阅的账簿，而在现代社会泛指日常经营活动的流水、工作报表、工作计划等，是台账管理也是现代财务管理工作的重要组成部分。对此，在公立医院运营管理体系构建与实践中，供应链管理的关键一环就是要针对全院资产台账进行系统化、信息化、动态化的管理。在此期间，医院应建立一套完备的信息管理系统，针对医疗设备资产的条形码和电子标签进行动态化管理，不仅要对其使用过程相关信息进行完整记录，而且要对其使用流向和分布情况加以全面跟踪，为科学购置医疗设备资产提供重要依据，这也是确保政府采购工作高效率开展和实现零库存的必要条件。

（四）医疗设备维修维护

医疗设备毋庸置疑是公立医院重要的医用耗材，同时也是医院固定资产的重要组成部分。因此，在进行医用耗材的精细化管理过程中，必须全面加强日常的维护、预防性检查、日常巡检工作，并且建立一套完整的管理流程。在此过程中，既要对其使用信息和维护数据进行全面捕捉，也要进行有针对性的对比与分析，及时发现存在的风险并进行反馈，由此确保医疗设备的运行风险能够得到及时排除，确保医疗卫生服务质量的全面提升。该过程是有效实现医用耗材零库存，并且达到医院医疗卫生服务业务与经济业务成本科学控制的关键所在。

（五）计量器具及特种设备的管理

公立医院发展状况是国家医疗卫生事业发展水平的重要体现。面对我国新医疗体制改革步伐的不断加快，公立医院无论是在科技水平上还是在专业水平上都在以极快的速度提升，专业计量器具和先进特种设备的配备与更新速度也随之不断加快。对此，全面提升其利用率就成为全面提升医疗卫生服务质量和有效成本控制的关键，而全面加强其管理成为关键性的保障条件。构建并运行信息化管理系统，实现专业计量器具和特种设备的标记、监测、登记、管理、查询无疑是全面提升其利用率的关键，同时也是全面提高公立医院运营管理工作质量的重要保障。

（六）全院科室资产管理平台

各科室资产全面管理是公立医院实现采购科学化与合理化，力求资产利用效率实现最大化的关键条件，也是医用耗材与管理实现零库存的重要抓手。对此，在全面强化公立医院供应链管理的全过程中，必须将全院科室资产管理视为重点关注对象。在此期间，管理过程必然也要实现全面的信息化和智能化，既要做到各科室能够实现与资产管理部门之间分工明确，又要确保管理过程的全程协作，达到全院固定资产从购置环节到报废处理环节都能确保管理工作的高质量，为医院科学开展成本控制工作提供有力的支撑条件。

二、医用耗材物资管理

医用耗材物资的有效管理无疑是确保公立医院实现零库存，确保医院资金始终保持正常流动的关键性条件所在。所以，在公立医院运营管理体系创新实践路径的构建中，实现供应链的全面管理就必须将这一方面视为重中之重。在此期间，应将以下七方面作为重要着力点。

（一）物资申请、审批管理

各科室和部门在申请新医用耗材物资的全过程中，必须在资产管理系统中填写申请单，明确所属类别、数量、用途，并通过管理系统自动发送至上级主管部门，经过流程化的层层审批。

（二）物资申领管理

在获得主管部门批准的基础上，各科室和部门要向医用耗材物资管理部门提交申领单，该环节所有操作应在线上完成。此后前者要对财务审批信息、业务进度、应用统计分析、使用评价等相关信息进行综合，并最终完成申领工作。

（三）采购管理

医用耗材物资采购是公立医院日常运营管理工作的重要环节，属于政府采购，而医院"自有资金"全部纳入政府采购监管则是采购管理的关键环节。在此期间，政府要为之提供政府采购监管，确保医院采购能够最大程度实现成本控制。在采购全过程中，必须实现高度数字化的管理。在每次政府采购订单生成之后，要通过医用耗材物资采购管理系统，结合具体申领情况进行全面核对，再进行自动化的逐级审批，确保医院医用耗材物资存储始终能保持零库存状态。在该流程顺利完成之后，要将订单通过管理系统传送至供应商，并通过电子邮件等方式联系供应商。在此之后，政府要对供应商所提供的采购信息进行全面监管，确保所采购的医用耗材物资无论是在质量上还是在成本控制上都能达到最优化。

（四）供应商协同平台

政府在明确并向医院核对医用耗材物资采购清单的基础上，要通过专属物资管理系统将订单信息传送至供货商，供货商则要通过该平台针对政府所提交的采购清单，对信息进行系统性的复核，并且将最新的产品信息和相关图片上传至该管理系统，以此确保订单生成、复核、确认、发货各个环节都能实现线上进行，进而确保订单管理的系统性和信息化。医院在接收政府回馈的订单详细信息之后，则要对信息进行审核并建立供货商档案，并且对供货商具体的供货权限进行管理，以此确保医用耗材物资使用情况得到全程追溯，同时能为实现零库存提供有力保障。

（五）物资中心库房管理

在医用耗材物资采购环节顺利完成之后，随之医院要针对所采购的物资进行全面的分类，并且还要按照分类情况进行系统化的编码，最后则需要对所有的相关信息进行全方位维护。在这里要注意的是，医用耗材物资的存储要针对其库存、库位、有效期等方面做出全面管理，将出入库、存储效期、损坏等情况进行全面的统计与分析，以此确保多院区医用耗材物资始终能够保证零库存。

（六）高值医用耗材物资的

高值医用耗材物资是公立医院向患者提供高品质服务的重要保障条件，同时也直接关乎医院能否保持正常的资金流转。对此，在医用耗材物资管理流程中，必须将医用耗材物资的系统化管理放在重要位置。在此期间，既要通过管理系统将高值医用耗材物资进行种类划分，也要建立虚拟仿真库房进行预验收和虚拟管理，有关科室和部门在其使用过程中，需要扫描其条形码与医院物资中心库房建立联动关系，完成高值医用耗材物资出库的同时，生成具体的出库数据。医院则是根据各科室和部门实际的使用数据与供货商进行结算，确保高值医用耗材物资始终保持零库存的状态，并确保医院运营过程中资金的充足性和流动性。

（七）二级库房管理

在公立医院运营的全过程中，可根据各项业务发展的切实需要开启或关闭二级库房。在开启的情况之下，其管理过程必须有系统性的常备物资管理条目，同时还要针对其库存情况、库位情况、效期情况进行系统化的统计。此后还要定期对出入库情况、存余情况、报损情况、效期情况进行全面整理，力求库房内最大程度实现零库存。

三、供应链财务管理

在公立医院供应链管理环节中，应建立一套完整的物资设备财务管理系统，确保政府和医院能够对物资和设备付款的数据进行账务处理，同时医院能够对采购成本进行系统化的分析，对政府所采购过程中的所有单据进行全程化的跟踪管理。

四、供应链接口管理

供应链系统应实现与财务系统、医院运营管理系统、医保系统、上级部门监管平台等系统的接口对接。

第三节　运营管理的数智化

数字与智能化发展是公立医院全面提升运营管理效率、确保全院医疗卫生服务业务和经济业务高质量开展的有力支撑条件，故而在公立医院运营管理体系创新实践路径的探索中，应将其数智化发展作为重点关注对象。在此期间，由于财务管理工作是各项业务全面开展的根本前提，因此公立医院运营管理数智化发展道路的探索要将财务管理工作置于核心位置。本节就基于公立医院智慧财务管理，对公立医院运营管理数智化发展方案做出论述。

一、公立医院智慧财务管理体系设计

由于财务管理体系作为公立医院运营管理体系的核心部分，是有效实现成本控制、全面预算管理、风险管理等多个目标的关键所在，因此在公立医院运营管理数智化建设与发展道路中，财务管理体系数字化和智能化建设是一项核心内容。其中必须确保体系具有高度的完整性，同时还要具备突出的价值性。公立医院智慧财务管理体系的设计方案应以多院区、分系统、分阶段作为重要前提，并使之成为公立医院运营管理走向数智化发展阶段的重要推手。设计方案通常由以下三方面构成。

（一）搭建患者结算服务平台，提升就医体验

就当前而言，全国范围内公立医院运营管理的数智化发展已经结出了丰硕成果，患者结算服务平台的构建与深化发展就是最为直接也是最

为有力的说明。医院可在打造医院信息系统的基础之上，将患者结算服务与医院自助付费系统、会计核算系统、微信公众号等系统实现端口对接，让网络支付和移动支付彻底改变公立医院传统付费业务固有流程，让公立医院费用结算业务模式全面迈向信息化和智能化，为公众提供更为周到的医疗卫生服务体验。其具体操作包括两方面。

1. 门急诊结算平台

该结算平台要通过线上和线下相结合的方式提供患者挂号、费用支付、费用退回、电子发票服务，还要支持患者信用付费、数字人民币付费、医保付费等费用支付方式，进而形成线上和线下门诊就医与互联网付费相融合的支付流程闭环，以此确保患者在门诊就医过程的支付环节无须排队等候，全面提升结算服务的效率，确保医院财务核算和患者医疗卫生服务费用支付的便捷化，有效提升公众的就医满意程度。随着社会的发展，信息化核算与付费方式越来越普及，门急诊结算应实现智能化。

2. 出入院管理平台

该平台主要为患者出入院提供线上和线下两种付费渠道，其中医院运营管理系统与以下三个系统之间实现有效对接，即患者出入院结算系统、床边自助服务系统、云端自助结算系统。医院运营管理系统与上述三个系统之间形成端口的有效对接，不仅可以让患者在线上和线下完成所有费用的支付，而且能确保就医服务全过程的便捷化，同时可以对有效提升患者入院治疗的体验感起到至关重要的推动作用，更能让医院管理工作在数字化和智能化方面迈向新的新高度。

（二）整合员工财务服务系统，促进业财融合

员工是公立医院运营和发展的根本，无论是在业务方面还是在管理层面，员工都是最为基本的核心动力，所以在打造公立医院数智化运营管理体系过程中，员工财务工作应作为重点关注对象。员工财务智能化服务系统的全面深化是关键中的关键，确保能够为员工、业务、管理三个维度提供强有力的服务。所有涉及财务方面的工作要统一划归至财务部门，让财务人员能够深入各科室和部门一线，以快捷、方便、简单的方式处理财务管理工作已经面对或即将面对的问题，从而确保医院业务管理和财务管理两项重要管理工作变得更加简单、高效。在此期间，要做到财务服务中心管理系统与微信公众号、综合数字管理平台、全院办公系统相对接，为各科室和部门全体员工提供财务管理层面的支持，如此不仅能确保全院财务管理流程高度实现自动化和信息化，而且能推动全院运营管理的数字化和智能化发展进程，具体应做到以下几点。

1. 报销应付便捷化

HRP作为医院运营管理系统，其功能性强大，具备财务报销和财务应急等方面的信息提取，以及自主对接国家税务总局发票平台和电子票务服务平台等多个功能，这无疑会对全院员工高效率报销和财务部门高效率开展核算工作提供强大的保障力。该系统可系统生产电子报销单，一键生成相关报销单据，自动进入财务报销审批流程，自动验证预算控制情况，并最终实现报销费用自动划拨至报销账户。这不仅为广大医护工作人员和财务人员开展医疗卫生服务业务和经济业务提供了便利条件，而且为财务报销单据审核流程的标准化提供了理想条件，从而为公立医院运营管理业财融合模式的全面形成提供了理想的信息支撑和技术支撑条件，而这恰恰是公立医院运营管理高效性的具体表现。

2. 专项经费流程化

在上述医院运营管理系统的功能模块中，主要涉及的就是全院运营过程中的资金申请、下拨、使用、报销四部分，让过于复杂、烦琐、重复的流程省略，形成简单的功能模板，进而让全员运营过程中的各项业务经费得到高效率流转，确保全院各项业务的开展效率得到全面提升。在各功能模块的运行过程中，会自动生成具有多维度特征的数据信息，以及资金的具体流向，这样既能为各科室、部门全面了解、使用、分析资金流转的全过程提供方便，又能确保专款专用。

3. 薪酬明细可溯化

医院全体医务人员和管理部门工作人员都可以通过 HRP 系统，对工资发放的具体情况以及相关数据信息进行查询和了解。同时，HRP 系统还具有身份信息交叉验证、业务指导、开具收入证明等安全和服务功能，最大程度促使薪酬管理业务高度规范化、信息化、数字化、智能化。

4. 缴费方式多样化

医院财务管理部门可通过医院微信公众号和综合数字平台，向全院工作人员提供充值、缴费、票据查询、沟通与反馈等多项人性化的服务功能，让全院医务人员以及个管理岗位工作人员可以随时随地办理各种线上充值缴费业务，让医疗卫生服务工作和财务管理工作实现显现的模糊化，最终达到高度融合的状态。

5. 沟通方式多元化

医院财务服务中心最为核心的作用就是要让医疗卫生服务业务和经济业务之间能够形成相互融合的状态，确保全院医务人员能够将所有精力放在全面提高医疗卫生服务质量之上，财务人员能够针对各项医疗卫生服务业务和经济业务进行高质量管控，最终实现科学有效的成本控制、预算管理、绩效管理、业务流程管理。针对于此，该服务中心在管理系统中的信息反馈、邮件沟通、电话交流方面必将体现出极强的功能性，以此确保全院财务管理工作和运营管理工作的优质与高效。

（三）建立医院综合运营管理平台，辅助管理决策

从公立医院运营与发展的角度来看，医疗卫生服务业务与经济业务作为两项基本构成，是公立医院战略发展的核心所在，核算、预算、绩效管理无疑是每一项业务全面开展的关键。这就意味着公立医院财务管理必须为之提供强有力的支撑条件，如实现财务管理的数智化。其中，既要包括核算财务的数智化发展，又要包括业务财务和战略财务的数智

化发展，确保医院现金流量、审批流程、内部与外部数据流动性、信息流量能够实现自动化的处理，并最终确保公立医院在无风险的状态下实现高质量发展，而这也正是公立医院综合运营管理平台的建立意义所在。该平台应由以下三部分组成。

1. 会计核算中心

该系统主要是针对全院账务和电子会计档案进行全面处理，做到账务的数字化和智能化核算、多院区账务全面核算、智能化的财务报账和电子票据的存储和归档，并且还具有针对原始账务凭证和相关附件进行溯源和管理的功能，以此确保相关会计核算信息的清晰化、规范化、流动性得到全面提升。

2. 财务处理平台

在公立医院 HRP 运营管理系统的全面深化过程之中，要做到与其他管理系统高度衔接，有效针对各种业务进行全面处理，实现全院各项业务有效进行预算、成本控制、收入与应付计算、合同管理、科研经费划拨、专项经费的合理配置、各项资源的科学管控。从公立医院运营管理的根本角度分析，全面预算管理和成本管理是重要保障，也是运营管理的根本环节，这也要求在财务处理过程中，要使收支情况和资本化业务信息保持高度同步，让资金流量和信息流量能够实现高度集成化，并形成集成式管理和控制，以此确保公立医院运营过程可以科学规避风险。同时，要做到线上付费及第三方支付，在日常对账、电子会计档案、专项经费管控等方面实施数字化和智能化管理，除此之外还要针对各项业务形成线上全链条管理，让运营数据保持实时更新，有效对存在的风险进行识别和防范，从而为公立医院运营与发展提供强大的财务支撑。

3. 智能决策系统

在公立医院智能化运营体系构建过程中，财务管理系统的智能化构建要将集成化发展作为基本目标之一，会计核算中心和财务处理平台的全面打造应该被视为重要一环。其中要将数据采集、应用预测模型、机器学习算法和仿真模型作为技术核心，让公立医院战略发展决策规划、运营成果预测、决策判断、风险防控能够拥有较为客观、全面、准确的数据支持。

二、公立医院智慧财务建设的核心着力点

公立医院运营管理体系数智化建设的最终目的 在于运营管理的全过程能够呈现数字化局面，运营管理实现智慧化。其中，财务管理是运营管理体系的核心组成，而智慧财务建设无疑是关键性要求。公立医院智慧财务建设应该将以下四方面作为核心着力点。

（一）数智化的转型

就公立医院运营管理数智化发展的基础条件而言，数据无疑是最为根本的基础，是一切运营管理活动的根本支撑条件。由于财务管理是公立医院运营管理体系构建与发展的核心，因此在打造公立医院数字化和智慧化财务管理体系的过程中，依然要将数据作为关键中的关键。无论是在数据的捕捉方面，还是在数据的分析与挖掘方面，都需要对其质量进行严格把控，做到数据的结构化和标签化，让数据本身的作用能够得到充分体现。除此之外，还要注重分析建模、规律研究、管理决策过程中的数据使用，进而确保财务管理工作始终能够体现数字化和智能化色彩。

（二）业务流程再造

公立医院运营管理体系全面升级的最终目的就是要切实提高其运营效率，让高质量的医疗卫生服务和经济业务更好地支撑公立医院发展，全面满足当代乃至未来社会公众对基本医疗卫生服务的迫切需要。财务管理体系是公立医院运营管理体系的核心，去复杂化和信息孤立化是至关重要的抓手，更是运营管理体系迈向数智化的关键所在。其间，财务

管理体系必须将全院各业务流程、标准、入口的统一作为关键中的关键，切实做到各业务流程避免断点和非增值节点的出现，让全院财务管理系统和业务系统之间能够形成紧密联系，确保业务流程之间保持高度的贯通状态，以此让公立医院运营管理体系的运作过程始终保持高效率。

除此之外，面对公立医院"一院多区"的局面普遍形成，在运营管理系统之中必须将每个院区的财务管理流程进行统一，新建院区可以按照其他院区直接进行布控，进而保障公立医院财务管理的质量始终保持在同一高度，最终确保公立医院运营管理的整体水平得到进一步提高，而这也正是公立医院运营全过程之业务流程实现再造的具体表现。

（三）新技术的应用

公立医院数智化运营管理体系构建的目的不仅仅是要对管理模式进行不断创新，更重要的是要让具有创新性的管理模式在实践中切实体现出应用价值。对此，各项新技术的全面应用就成为至关重要的环节。在这里，不仅要在自动处理方面不断对新技术进行补充，还要在智能模拟方面不断采用高尖端技术，财务管理的数智化建设更是如此。

具体而言，要以 OCR 文字识别、集成卷票等技术作为重要选择，让复杂、烦琐的财务管理工作变得更加简单化、自动化、易操作，有效降低人工录入的工作量，并全面提升各项财务管理工作的准确性。除此之外，还要将预测模型、数据算法、业务仿真模型的构建作为新技术应用的主要选择，力求数智化财务管理水平的进一步提升，使公立医院各项业务流程、资金效益、资源协同配置、现金流量预测、风险预警与防控的整体效果达到最佳，并最终为全面提升公立医院运营管理水平提供强有力的保障。

（四）重视人才培养

毋庸置疑，人才是推动时代和社会发展的中坚力量，同理，公立医院运营管理体系不断升级自然也离不开高水平人才为之付出不懈努力，财务管理体系的数智化发展更是如此。因此，在公立医院运营管理体系的数智化发展道路中，无论是财务管理体系还是业务管理体系的全面深化都需要有充足的高水平人才作为保证，换言之，以全面培养高水平人才必须被视为重中之重。

高水平人才不仅要具备过硬的专业知识，而且要具有数字化思维和运营管理的全局视野，以此确保公立医院运营管理体系的构建与发展始终立足数字化和智能化视角。在人才培养过程中，公立医院不仅要积极组织内部讲座活动，还要开展行业论坛交流活动，以此为公立医院运营管理的不断深化转型打下坚实基础。

综合本节所阐述的观点不难发现，财务管理是公立医院运营管理体系的核心组成，全面提高其数字化和智能化水平自然也是提高公立医院运营管理水平的理想条件。而"数智化"也是公立医院运营管理体系构建与发展的必然方向，并且将其转化为现实更是一项系统的工程。针对于此，在下节内容之中，集中围绕公立医院财务管理创新进行深度说明。

第四节 财务管理的创新

财务管理是在整体目标之下，有效进行投资、筹资、运营资金、利润分配的管理，也是公立医院运营管理的内核所在。由此可见，财务管理无论是在企业单位还是在事业单位都是管理中极其重要的组成部分。公立医院是我国医疗卫生事业发展的中坚力量，更是满足公众基本医疗卫生服务需求的主体，其公益性和高效性无疑是高质量发展的关键。因此，在新医疗体制改革的大背景下，必须将财务管理创新作为至关重要的工作，本节就以此为中心，对财务管理创新实践的路径做出明确论述。

一、财务管理体制和决策体系的创新

随着我国新医疗卫生体制改革步伐的不断加快，基本公共卫生服务已经开始走向高度均等化之路，而这也为公立医院运营和发展提出了诸多严峻挑战，如何满足人们关于基本公共卫生服务的均等化需求，成为公立医院当下乃至未来发展必须高度关注的重点。在此期间，财务管理体制和决策体系的创新无疑成为基础中的基础。其创新实践可从以下三个方面入手。

一是要坚持党委领导下的院长负责制的治理结构。必须以个性化和公益性作为财务管理体制构建的重要前提，同时将预算管理委员会和资产管理委员会作为财务管理体制的重要组成部分。配齐配强纪检、监察、审计部门的力量作为监督公立医院法人治理的组织框架，进而形成强有力的制约关系。二是要高度明确医院所有权、决策权、执行权、监督权之间的内在关系，进而形成一套完整的财务管理体制和运行机制。三是要打造一套与法人治理结构相适应的财务管理体制，强调领导的统一性和管理的分级化，让责任、容错、纠错机制能够得到共存，以此确保公立医院形成一套科学的决策体系，并在重大投资方向和重大项目实施中能够得到全程监控，避免业务流程和财务管理出现漏洞。

二、财务管理基础职能和创新职能的同步发展

财务管理职能通常又被称为"财务职能"，将其认真履行下去必然会帮助决策者在短时间内找到提质增效的突破口，有效实现成本控制和经济效益的最大化。公立医院正处于新医疗体制改革大环境之中，财务管理职能要最大程度发挥出上述作用，进而方可为公立医院可持续化的高质量发展提供重要保障。这就需要公立医院财务管理部门要做到基础职能和创新职能两手一起抓，并保持职能发展的同步性，让公立医院业财一体化模式能够成为现实。

财务管理职能不仅要包括现有的基础职能，还要包括公立医院战略规划、战略分析、目标管理、风险管理与控制、信息整合、绩效优化、控制管理、重大投资决策参与等多项新职能。特别是在新医疗体制改革时代大背景之下，诸多政策正在不断深化，公立医院运营理念也在发生变化，财务管理职能要与新医疗体制改革大环境相适应，要将定量和精细化作为财务管理的根本理念，以全员、标准、职能作为关键点，对其管理方式不断进行革新，力求财务管理工作既具备财务分析能力，又能在绩效考核和探寻公立医院发展新动力方面起到至关重要的推动作用。

三、目标管理要作为财务管理的根本出发点

公立医院全面开展财务管理工作，其目标非常明确，就是要在短期之内能够对收支结构进行科学调整，确保经济效益能够实现最大化；在此基础上，要确保医院在未来发展道路中能够保持发展的可持续性；在当今乃至未来社会发展中，始终能够体现其公益性和高质量发展，为人民健康提供最大程度的满足感。

针对于此，公立医院财务管理必须始终以战略思维去考虑当下乃至未来发展，结合短期、中期、长期目标，将资金形式与发展战略紧密融合起来，进而确保医院发展的短期计划和中长期计划极具可实现性，从而为实现公立医院效益最大化提供有力的保障。

四、风险控制目标和财务监督机制的同步优化

从公立医院建设与发展角度出发，运营全过程必然会面临多种财务风险，其中主要涉及投资风险、库存管理风险、流动性风险、资金风险、经营风险、道德与法律风险等。为此，应对新时代社会发展大环境，公立医院运营管理体系的构建必须将有效控制上述财务风险作为新的目标。

在此期间，公立医院必须建立健全财务风险预警机制，在高度明确风险控制目标的基础上，确保预警的及时性、全过程性、痕迹清晰化。

与此同时，还要力求对运营过程中的异常进行有效锁定，并对其潜在的风险进行独立分析和精准化预测，以此确保从根本层面避免财务风险的产生。

除此之外，公立医院要针对具有系统性和运行偏离性的财务风险进行动态化的检测，确保财务风险监控过程的实时性得到不断提升。而针对风险等级较低和影响较小的财务风险，要能够始终具有可预见性和可控制性，在最大程度上避免轻微风险对公立医院造成的危害。

由于公立医院财务监管是保障财务质量的关键一环，因此公立医院在财务监管制度方面，以及内部控制制度和内外监管制度方面相对较为完善，但是在财务信息公开、民主监督、专职监督、外部监督、社会监督、政府监督等方面依然有较大的提升空间。针对于此，公立医院应加大对财务监督专属平台建设的投入力度，确保全面规避风险的同时，实现财务监督质量的可持续提升。

五、充分发挥内部审计作用

新医疗体制改革无疑是加快我国全民基本公共卫生均等权益建设步伐的关键性改革措施，不仅让全民充分享受到平等就医的权利，而且让就医过程所产生的费用得到最大程度缩减，进而为公民医疗卫生提供强有力的保障。在该项改革全面深化落实的大背景下，公立医院运营效率方面无疑成为医院管理层普遍关注的焦点，如何为之提供强有力的保障也成为很多专家学者的研究方向。而加强财务管理工作中的内部审计与财务审计工作，并且确保二者之间能够形成合力，无疑至关重要，这也正是公立医院财务管理创新的主要侧重点之一。

具体而言，审计部门要对内部审计的观念加以转变，要对设计工作的重点加以重新把握，对其领域和职责进行重新审视，确保公立医院内部审计不仅体现在预算审计、经济责任审计、工程审计三个领域，还体现在医院发展战略目标、组织结构、风险管理等领域。另外，在内部审计工作领域得到高度明确的基础上，内部审计工作还要做到严把审计过程的真实性与合规性不放松，让财务、管理、风险作为内部审计的重要导向，将全面提升医院治理工作水平作为基本目标，切实做到内部审计工作能够查清公立医院决策流程和内部控制制度的执行情况，并使绩效评价和内部控制评价与公立医院内部审计相互融合。这样能确保医院重大项目的落实过程能够得到实时控制，重大决策的制定与执行过程能够得以实时监控，进而为公立医院运营效率实现跨越式提升增添重要砝码。

六、高度明确财务管理工作中的控费管理新职能

2017 年 1 月 9 日国务院印发了关于《"十三五"深化医药卫生体制改革规划》的文件，文件内容中明确指出到 2017 年，"全国公立医院医疗费用增长幅度力争降到 10% 以下"，这无疑意味着公立医院临床路径的应用以及医保支付方式将面临巨大的调整。时至今日，我国公立医院已经在这两方面达到"十三五"时期医药卫生体制改革所提出的新要求，但是在控费管理方面依然需要进一步加强。具体而言，就是要高度明确财务管理过程中的控费管理新职能，并且在实践中使之得以全面落实，从而彰显公立医院财务管理的创新性。控费管理的，具体操作应该包括以下三方面。

一是要将控费管理落实到人，并且责任到人。在此期间，应由医院总会计师具体负责该项工作，并且将其纳入总会计师岗位职责之中，切实保证控费管理工作实施的总体方向准确、过程完善、力度最大化。二是确保"三医联动"机制的全面深化与落实，让控制药品、医疗物资、卫生材料的使用成为控费管理关注的重点。与此同时，该项工作实践还要高度重视对其进行实时跟踪、实时监控，对均次费用加以高度明确，真正做到控费管理工作既能做到实时跟进，又能做到系统分析、有效改进、及时反馈、全面落实。三是要在绩效考核方面下足功夫，为控费管理所涉及的对象提供强有力的正向激励，政府可为公立医院提供相应的

补偿机制，以力求公立医院控制医疗费用的机制始终处在无限接近合理化的状态。

七、依托大数据实现财务动态管理

早在 2017 年，财政部为了全面适应各级政府权责发生制改革工作的大力落实，全面规范各级事业单位审计核算工作，制定并出台了《政府会计制度——行政事业单位会计科目和报表》，各级公立医院在进入 2019 年则开始全面落实该项文件。该项文件的全面出台并落实向各级事业单位传递了一个明确的讯号，即预算管理制度和管理会计工作的要求进一步提升。

由于公立医院迈向集团化和医联体发展新阶段，所以财务共享中心模式必然会随之产生，"智慧化"也势必将成为财务管理工作发展的主要方向，其中大数据、云计算、互联网交易平台也势必会成为财务运转和管理的新重点，为全面提升公立医院运营效率提供强大的推动力和保障力。针对于此，财务管理工作的动态化发展成为当今乃至未来时代发展背景之下，公立医院运营管理体系创新发展的关键。

财务动态管理的，具体操作应包括以下几个方面：一是对财务运营数据平台、会计记账机器人、移动报账、智能分析等新平台或新技术的应用提起高度重视，确保公立医院结算方式迈向多元化。二是提高运营水平必须将互联网信息技术深度运用，形成专属的运营保障工具，如立足临床电子病例、DRG 病种分析、物资消耗数据，实现医院财务预算、远程控制、结果反馈的运营管理全流程等，这对公立医院现代医疗技术水平的全面提高提供了强大推动力，更能满足病患对基本医疗卫生服务的切实需求。

八、立足医院文化建设加快管理会计队伍高质量发展

文化建设是运营管理道路中的一项重要内容，也是人尽其才、物尽

其用的必要前提条件。财务管理工作也要在理想医院文化氛围中有序开展，为加速财务管理工作向管理会计转型，并打造一支高质量的管理会计专业队伍提供理想氛围。

在此期间，要将崇尚医匠精神作为医院文化建设的核心，通过物质文化建设、精神文化建设、制度文化建设更好地陶冶全院各岗位工作人员。其中，针对财务管理工作岗位的人员，依然要以医匠精神为指引，通过培养其良好的职业品质来保障全院运营效率的提升。特别是在大数据、云计算、人工智能技术全面应用的今天，公立医院财务管理工作的转型升级必然要将这些先进技术作为重要支撑，而高素质的财务人员和具有创新能力的专业化财务人员就成为关键中的关键。

具体操作在于，财务人员充分掌握专业知识，高度秉承职业操守，树立创新思维，参加人才培训，不断提升财务能力、技术能力、沟通能力，从而让财务工作在公立医院运营全过程中充分发挥出核心作用。

纵观本章所阐述的研究内容不难发现，在公立医院运营管理体系创新实践路径的构建中，其着力点必须保持高度的明确，同时还要有明确的实践操作，使实践操作与新医疗体制改革所提出的要求相适应，能够高度满足当今乃至未来社会公众对基础医疗卫生服务的具体要求。

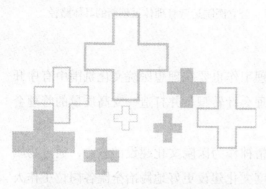

第八章　公立医院运营管理体系构建与实践案例

　　结合以上针对公立医院运营管理体系构建的理论、创新实践路径的具体阐述可以看出，在实际操作中，真正将其转化为现实是一项系统工程。其间，不仅要明确构建的理论基础，还要明确构建过程中的基本框架所在，与此同时，还要结合新时代新医疗体制改革所提出的具体要求，以及公立医院发展中的现实情况，对具有可行性的创新实践路径进行深入分析，并在管理体系建成后不断加以改进，如此方可确保公立医院运营管理体系构建与发展始终能满足时代发展大环境所不断提出的新要求。当前我国众多公立医院在运营管理体系构建与实践方面已经有诸多成功经验，本章就结合案例予以说明。

第一节　医疗服务价格管理体系构建及实施案例

　　在"公立医疗机构经济管理年"活动持续开展和药品耗材零加成的大背景下，如何增收节支保运维已成为各家公立医院的必答题。医疗服务项目收入作为公立医院的合理补偿，其价格管理势必是各方利益关注的焦点。因此，公立医院需要建立健全符合医院现状的医疗服务价格管理机制，形成良性发展体系。战略地图是一个有效的会计管理工具，以清晰的图表方式直观展示战略实施的逻辑框架，将其引入公立医院的战略规划及医疗服务价格管理中，有助于医院专注于战略绩效，进而调整改善。下面以 H 医院为例，介绍战略地图相关理论知识和实施战略地图构建医疗服务价格管理体系方案的情况，以期为完善公立医院医疗服务价格管理体系、深化业财融合、加强内部控制等方面提供有益的探索和借鉴。

一、背景概述

（一）单位简介

H 医院成立于 1929 年，是一所集医疗、急救、教学、科研、预防保健、康复等功能为一体的国家三级综合医院。医院在职职工 1439 名，编制床位 907 张，实际开放病床 1050 余张，共有 30 个临床科室、15 个医技科室，年门急诊量 60 万人次，出院量 4 万人次，手术量 9000 余台次，为全市 400 多万人民提供医疗卫生服务，同时承担着周边地区和出海通道重点路段交通事故创伤及公共突发事件的急救任务。

（二）实施背景

随着新医疗体制改革的不断深化，取消药品和耗材加成、政府补偿机制调整、医保支付方式改革以及按 DRG/DIP 付费等多重外部环境因素对医院经济运营造成了较大影响。另自 2020 年 6 月开展"公立医疗机构经济管理年"活动以来，在各项医保飞行检查、审计、市场监督局的强力督查下，医疗服务价格管理进入高度敏感期，促使医院开始改变运行机制，建立现代医院管理模式。在此背景下，H 医院，构建了基于战略地图的医疗服务价格管理体系。

（三）选择基于战略地图的价格管理的原因

战略地图由罗伯特·卡普兰（Robert S. Kaplan）和戴维·诺顿（David P. Norton）2004 年提出（"平衡计分卡"也由他们提出），它对财务层面、客户层面、内部流程和学习与成长四个层面的内在因果联系进行详细分析，以清晰的图表方式直观反映战略目标与医院各要素之间的因果联系，将战略与医院内部各层级紧密联系，有利于医院各层级对战略的梳理、沟通和执行。

二、基于战略地图的医疗服务价格管理体系设计方案

（一）应用目标及总体思路

将医院的战略地图与医疗服务价格管理有机结合，具体来说，医疗服务价格管理以战略地图所描绘的医院战略目标为根本目标，战略地图则通过医疗服务价格管理的手段将战略落实落细到医院内部管理的各个环节。

战略地图通过医疗服务价格管理的建章立制、明确职责、价格执行、价格控制、价格调整、价格管理分析、价格管理考评等环节的实施，更有效地细化和落实医院的战略目标，使其具有战略性、规范性、全局性、合理性，更贴合医院战略目标和愿景。

（二）维度分解

医疗服务价格管理通过战略地图按照财务层面、客户层面、内部流程、学习与成长这四个维度进行分解，规范医疗行为，为经济运营提质增效，维护患者和医院的合法权益。四个维度所选取的关键性绩效指标，成为价格管理绩效考核体系的评价指标，从而促进和保障医院战略地图持续有效的实施。

图 8-1 为 H 医院医疗服务价格管理体系提升方案框架。

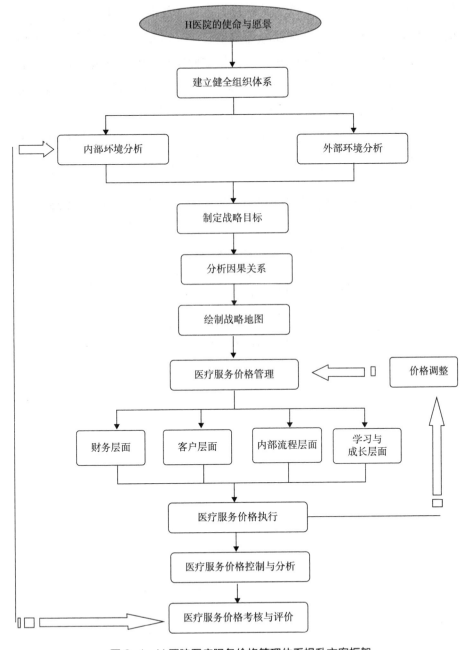

图 8-1 H 医院医疗服务价格管理体系提升方案框架

H 医院依据 SWOT 分析等分析方法，结合医院自身的实际情况制定战略目标，对各个层面的因果关系进行分析并绘制战略地图。将各层面的战略目标落细落实，对医疗服务价格管理、医疗服务价格执行、价格调整、内部控制、价格分析和考核评价方面制订方案，在此基础上选取切合 H 医院实际的财务及非财务指标组成评价体系。H 医院医疗服务价格管理体系提升方案有助于调节医疗服务总量与结构，理顺医患关系，优化医疗资源配置，同时，能够体现医务人员的劳动价值，合理补偿医疗机构成本与保持适当收益。

三、基于战略地图的医疗服务价格管理体系应用过程

（一）构建医疗服务价格管理组织体系

H 医院基于战略地图的医疗服务价格管理工作是否能够顺利开展，首先取决于医疗服务价格管理组织体系是否健全。一般来说，该体系主要有决策层、管理层、执行层、监督评价层等。图 8-2 为 H 医院医疗服务价格管理组织架构。

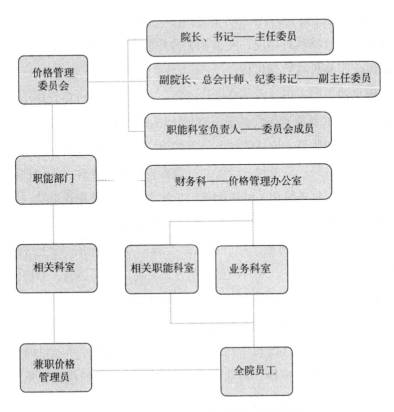

图 8-2 H 医院医疗服务价格管理组织架构

1.医疗服务价格管理决策层

决策层主要由院长办公会和医疗服务价格管理委员会构成。其中院长办公会是最高决策层，也是基于战略地图的医疗服务价格管理的最高决策机构，主要职权是决定医院的经营方针、战略目标及发展规划，审议医院根据财务层面、客户层面、内部流程层面和学习与成长层面的因果关系绘制的战略地图，讨论审批基于战略地图的医疗服务价格的执行和考评方案等。价格管理委员会是在基于战略地图的医疗服务价格管理过程中起主导作用的决策机构，由院长、书记、总会计师等班子成员以及相关部门负责人组成，其主要职责在于明确和设立基于战略地图四个层面的医疗服务价格管理目标，负责价格管理制度的建立健全和落实，督促医药价格公示，参与价格审核决策，并上传下达、合规调整医疗价格，分析医疗价格执行情况，完善相关的控制方案和奖惩机制。

2. 医疗服务价格管理机构

管理机构主要有医院内部价格管理办公室及下设的价格管理小组。价格管理办公室主要负责医院基于战略地图的医疗服务价格日常管理工作，包括价格执行和监督。价格管理办公室的组成人员为财务科、价格办、药剂科、医疗设备科、信息科、经管办、监察审计科、党政办、护理部、医保办、质控科、总务科相关的职能部门工作人员，主要职责包括：指导各部门基于四个层面医疗服务价格管理目标完善制度、工作流程、检查考核指标及奖惩办法的制定，并负责组织实施；及时传达执行上级部门下发的价格管理政策文件，及时调整工作方案并制定相应措施，对医院价格管理工作中出现的问题提出改进意见；组织医院内部价格培训、经验交流和推广；监督与管控各部门医疗服务价格执行的情况，设立专职价格管理员，负责诊疗项目、医药、耗材价格公示，政策宣传和项目调价及新增项目的成本测算、审核，对业务科室医药价格收费的检查、指导和监督，价格投诉的处理与分析；将医药价格审核结果向医疗服务价格管理委员会汇报，使医院医疗价格管理达到优化的目的和提高患者的满意度。

3. 医疗服务价格管理执行层

医院的各业务科室、相关职能科室组成医院的医疗服务价格管理执行机构。为确保医疗服务价格管理战略地图的有效实施，各执行机构设置兼职价格管理人员，由各科护士长或相关责任人兼职担任，负责各科室价格管理工作的具体落实，负责本科室内部价格自查自纠工作，及时纠正不正确收费行为，建立内部监督检查的长效机制。

4. 医疗服务价格管理监督机构

由医疗服务价格管理委员会、监察审计科、经管办、财务科、信息科组成医院医疗服务价格管理的监督机构。医疗服务价格管理委员会是价格管理战略地图的最高监督机构，根据职能、权限、内控原则，对医疗价格的申报、执行、调整、公示、整改、考核、评价等全过程进行监督与控制。各监督部门携手推进，规范收费行为，防范运营风险，对医院医疗服务价格的执行、考评、奖惩进行监督，为 H 医院基于战略地图的医疗价格管理的顺利开展提供监督和保障。

H 医院医疗服务价格管理流程如图 8-3 所示。

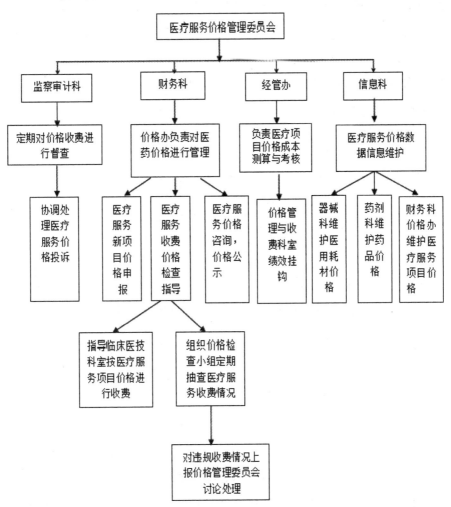

图 8-3　H 医院医疗服务价格管理流程

（二）分析应用环境，制定战略目标

战略目标是指医院就当前所面对的内部、外部环境以及自身的优势、劣势，基于医院利益和可持续发展目标，在统筹、协调与外部环境之间的相互关系之基础上，对医院将来的发展目标进行的规划。能不能制定出一个符合实际、适宜医院长足发展的战略目标非常重要。H医院对自身的内外部环境进行深入分析，利用SWOT矩阵分析法从优势（Strength）、劣势（Weakness）、机会（Opportunity）、威胁（Threat）四个方面分析目前医院的实际情况，制定切实可行的战略目标。H医院SWOT矩阵分析如图8-4所示。

	优势（Strength）	劣势（Weakness）
内部	医疗技术、医疗设备先进；专科建设、重点学科建设、人才培养发展前景好；胸痛中心、脑卒中心的建立使急重症患者救治率高；特需人群日益增多；医联体的建立增加转诊患者量。市医保及居民医保定点单位；社会形象良好。	管理体制和运行机制不够完善；缺乏医疗服务价格审核信息系统；医疗成本快速增长，医疗收入结构比不科学；现代化管理理念缺乏；发展动力不足。
	机会（Opportunity）	威胁（Threat）
外部	国家大力推动公立医院改革及医保政策改革，医保控费领域正在大力推进按单病种付费、DRGs等新型控费方式；老年慢性病、肿瘤、心脑血管病发病率逐渐攀升；人民就医意识逐渐提升。	医改政策相继推出，取消药品耗材加成、医保付费方式改变，按单病种付费、DRGs付费方式使医院发展面临经济瓶颈制约；民营医院发展迅速，加剧医疗市场竞争。

图8-4　H医院SWOT矩阵分析

对H医院内部资源和外部环境进行SWOT矩阵分析：H医院应发挥自身的胸痛中心、脑卒中心、特需人群等专科优势，为患者提供高质量的诊疗服务；弥补医院自身的不足，推动管理体制和运行机制的改革，建立现代化的医院运营管理机制，提升医疗服务水平；加强临床学科科研、教学建设，增加患者就医量，提高市场占有率，合理规避外部风险。H 医院根据使命和愿景并结合自身具体情况的 SWOT 矩阵分析，制定出了充分发挥医院优势的发展策略：将服务定位于急危重症和疑难杂症等高层次医疗服务需求上，通过提高医院核心竞争力树立良好的品牌形象，推进医院现代化信息系统的建设，通过精细化管理有效控制成本支出，调整收入结构，提高医院经济收入含金量，同时规范医疗服务价格行为，优化服务流程，提升服务质量，促进医院可持续发展，更好地为广大人民群众健康服务，达到医院经济效益和社会效益最大化的战略目标。

（三）应用战略地图的四个具体层面

通过战略地图可以直观地将 H 医院制定的战略目标呈现出来。

1. 财务层面

随着新医疗体制改革的不断深化，公立医院收入面临着结构性调整。在此背景下，公立医院应不断开发新的经济增长点，开展医疗服务新项目，拓展医院服务领域，合理减轻患者负担，规范医疗收费行为，提高医院经济效益和社会效益。在财务层面，H 医院可在增加收入、降本增效和实现可持续发展这三方面确立战略目标，确保医疗服务价格实现"应收尽收"，促进医院健康发展。H 医院可选取下列 KPI 衡量目标执行情况（见表8–1、表8–2）。

表8-1　财务层面的各项KPI指标概念及计算公式

KPI	理论概念	计算公式
医疗增加值	该指标反映医院经济增值量和运行效率，体现了社会对医院服务价值的补偿度	医疗增加值＝修购基金提取数＋福利基金提取数＋人员工资和社会保障费用＋对个人和家庭的补助＋收支结余＝业务收入 × 医疗增长值百分比
药占比	该指标反映医院药品收入占医疗收入的比重	药占比＝药品收入／医疗收入 ×100%

（续　表）

KPI	理论概念	计算公式
药品支出率	该指标反映医院药品支出在医疗业务活动中的耗费	药品支出率＝药品支出／（医疗支出＋管理费用＋其他支出）×100%
业务收支结余率	该指标可以反映医院的财务状况和医疗支出节约程度	业务收支结余率＝业务收支结余／（医疗收入＋财政基本支出补助收入＋其他收入）×100%
总资产增长率	该指标可以从资产总量方面反映医院的发展能力	总资产增长率＝（期末总资产－期初总资产）／期初总资产×100%
净资产增长率	该指标可以反映医院净资产的增值情况和发展潜力	净资产增长率＝（期末净资产－期初净资产）／期初净资产×100%

表8-2　财务层面的H医院医疗服务价格管理下的战略目标

层面	战略目标	关键指标	目标值	行动方案	归口部门
财务	增加收入	业务收支结余率	提高至3.5%	开展新的医疗服务项目，突出特殊医疗服务，降低医疗费用	各临床医技科室
		医疗增加值	提高10%		
		药占比	降低至29%		
	降本增效	药品支出率	支出控制在30%	严格控制药品、卫生材料支出	全院各科室
	可持续发展	总资产增长率	提高3%	及时将完工投入使用的在建工程转入固定资产	相关科室
		净资产增长率	提高6%		

2. 客户层面

医院最主要的客户来源是就诊患者。首先，H医院从患者需求出发，以规范医疗行为、提升患者满意度作为医院的战略目标，进一步提升医生诊疗工作效率和质量；其次，通过完善公示价格制度，提高价格透明度，满足广大人民群众的知情权；最后，与公益性医院合作，救助更多的重病患者，提高医院市场占有率和社会影响力。因此H医院客户层面的战略目标是使每个就诊患者对医院的就诊环境、诊治过程、服务态度及医疗服务价格方面满意，提高医院在所属城市的市场占有率，完成上级主管部门下达的各项医疗服务价格收费任务，做好一站式结算、大病救助、减免特困患者医药费等工作。H 医院可选用下列几个 KPI 衡量目标执行情况（见表 8-3、表 8-4）。

表8-3　客户层面的各项KPI指标概念及计算公式

KPI	理论概念	计算公式
患者满意度	该指标反映医院就诊患者对诊疗等各项服务的满意程度	患者满意度 = 对服务满意的患者人数 / 患者总人数
市场占有率	该指标反映医院的门诊与住院就诊人次在全省医疗市场诊疗同类疾病人次中所占的比重，包括门诊疾病市场占有率和住院疾病市场占有率	门诊疾病市场占有率 = 医院门诊人次 / 全省医院门诊人次；住院疾病市场占有率 = 医院出院人次 / 全省医院出院人次

表8-4　客户层面的H医院医疗服务价格管理下的战略目标

层面	战略目标	关键指标	目标值	行动方案	归口部门
客户	提高患者满意度	患者满意度	达到98%	规范医疗行为，提高医疗质量，合法合规收费，提供优质环境和服务	各临床医技科室
		医疗纠纷率	降至0.1%		
	提高市场占有率	门诊人次、住院人次	提高8%	提升医生诊疗工作效率和质量，突出医疗服务能力和特色	全院各科室
		市场占有率	提高5%		
	执行政府政令	完成政令情况评价	达到100%	一站式结算、大病救助、减免特困患者医药费	相关职能科室

3. 内部流程层面

H 医院不断完善医疗服务价格管理制度，优化资源布局，提高运营效率、诊疗质量和效率并转变以往工作方式，引导价格管理部门和临床科室充分配合，价格管理员深入一线，全面认识医疗业务活动，结合政策，给临床提供真实有效的信息。这些为业财融合实施奠定了基础。此外，H 医院在经济运行过程中，不断完善内部控制制度，加强内外部审计监督，加强对医疗费用的审核，强化事前防控、事中监管，从源头上把关，防止违规收费的情况发生，严格控制费用不合理增长，降低医院的运营风险；通过配备先进医疗设备、建设特色诊疗项目提高诊疗质量和效率；遏制持续增加的应收医保款，缓解流动资金周转压力，及时完善医保监督管理制度，与相关科室联动，统一按照医保定价对药品与医疗器械进行管理，从而有效降低医保费用拒付的风险，与医保经办机构维持密切联系，促进医保资金回笼。同时，H医院遵照最新政策，积极研究推进医疗价格、医保支付、薪酬制度等综合改革，为实现H医院战略目标保驾护航。

4. 学习与成长层面

把H医院的战略目标层层分解细化到价格管理团队乃至全院各科室团队的学习与成长层面，制定增强职工凝聚力、提高职工专业技术水平和综合素质、加强信息化建设这三个战略目标。

（1）增强职工凝聚力。构建具有深厚文化底蕴、坚持创新、提升职工凝聚力等自身特色的医院文化，通过医院报刊、宣传手册以及互联网等途径加以宣传。从改善职工薪酬待遇、提高职工人均产值、创建良好的工作环境、提供更好的职业规划等方面着手，提升职工的满意度和获得感。

（2）提高职工专业技术水平和综合素质。培养一支精专业、懂业务、勇担当的价格管理团队，是医院开展价格管理工作不可或缺的人力资源保障。通过建立多层次的人才培养体系、完善医疗价格专业培训制度、增加专业的培训场次，助推科室开展研发医疗新技术、指导医疗价格合规定价策略和医疗成本核算，并积极引进稀缺人才。

（3）加强信息化建设。加快信息化建设步伐，进一步优化医院信息系统、物资管理系统与医疗服务收费系统等系统的功能，构建医院一体化信息共享平台，实现医疗价格行为全程管控，推动内控机制创新，提升医疗质量。综上所示，H医院医疗服务价格管理战略地图如图8-5所示。

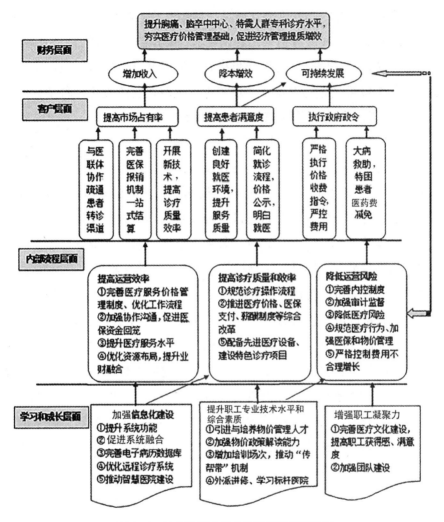

图 8-5 H 医院医疗服务价格管理战略地图

（四）医疗服务价格管理战略地图的具体应用方式

为强化价格管理、规范业务和价格行为、夯实经济管理基础、推进业财融合、促进经济管理提质增效，H 医院通过以下方式将战略目标落到实处。

1. 建立健全医疗服务价格管理规章制度和工作流程

H 医院根据现代医院精细化管理需求，结合"医疗机构经济管理年"活动的开展，建立健全内部医药价格管理制度并全面实施，使医院价格管理工作有章可循、有据可依，逐步走上规范化、流程化、科学化的轨道。H 医院医疗服务价格调整机制如图 8-6 所示。

2. 加强医疗服务价格政策宣传及学习培训

价格管理办公室定期对价格管理人员进行医疗服务价格、政策法规和收费标准知识培训，使价格管理人员熟悉掌握价格政策及收费标准，同时，加强对临床医技人员价格政策和收费标准的宣传及培训指导，确保价格政策普及到位。此外，价格管理办公室定期召开价格管理委员会会议，依据政策、法规讨论解决相关收费议题，指导业务科室规范收费，并每年选送专职价格管理员参加院外价格管理知识短期培训或进修学习，加强医疗鼓舞价格信息的沟通和交流，不断提高价格管理水平。

3. 加强信息化建设，严格审核程序，确保价格管理系统信息准确

H 医院设置价格管理系统，专人管理，定期维护，确保软件系统操作与数据维护的准确性、完整性、规范性与安全性。医疗服务价格的调整、新增、修改等实行授权管理，每次调整必须经过相关归口科室的申请和逐级审批，严格执行申请审批流程后，方可进行系统调整并对调整进行记录。

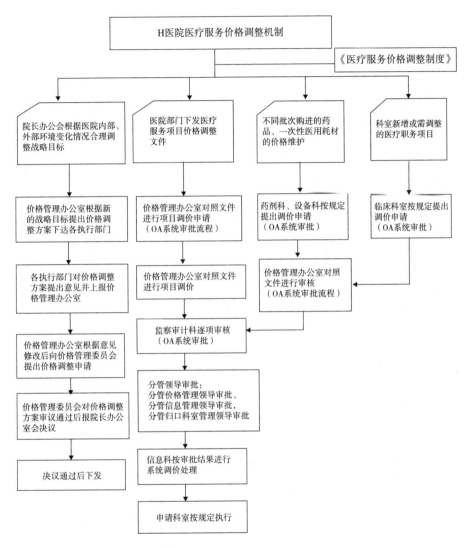

图 8-6 H 医院医疗服务价格调整机制

4. 全面落实价格公示，提高收费透明度

H 医院以自助服务查询机、电子显示滚动屏、宣传栏板报、打印费用清单、设立价格咨询专窗等多种形式进行价格公示。H 医院收到每批次价格调整政策文件时及时进行价格公示，同时，建立价格投诉处置机制和处理流程，在门诊综合楼、住院部、医技楼、行政区等公共区域设立价格监督电话和投诉箱，自觉接受社会监督，维护患者利益，促进医院健康发展。

5.夯实医疗服务价格检查与监督

H医院严格执行医保政策及相关法规，加强医院内部控制，以降低医疗成本，提高医疗服务价格管理工作的效率和质量，保障医疗安全，推动医院的健康、长足发展。

（1）加强各业务科室医疗收费自查力度。各业务科室统一使用病区医疗服务价格收费复核记录表（见表8-5），每天进行医嘱收费复核检查，尤其是出院患者费用复核正确后方可发放费用清单办理结算，严禁分解项目、超标准收费、自立项目等违规收费。兼职价格管理员每周进行价格管理自查自纠，每月进行科室价格管理工作总结分析。

表8-5 H医院病区医疗服务收费复核记录表

日期	住院患者收费复核对（√）	出院患者收费复核（√）	预交金督促（√）	存在问题及改进措施	反馈并修改（√）	复核者	改进效果	兼职价格管理员

（2）设立价格监督部门，加强医疗服务价格监督检查。监察审计科为医疗服务价格监督部门，负责医院内部医疗服务价格监督，通过多环

节、多部门齐抓共管，对医疗服务价格督查执行全覆盖。每月由价格管理办公室抽查各临床科室出院患者、住院和门急诊患者医疗服务价格收费执行情况，发现问题及时反馈给相应科室整改，并责任落实到个人；科室对存在问题进行原因分析并采取整改措施；最后进行整改效果评价。H医院医疗服务收费检查记录表如表8-6，医疗服务价格收费检查及持续改进记录表如表8-7所示。针对反复出现的收费问题，由业务科室填写持续改进表进行整改，并列出重点问题整改清单追踪整改（见表8-8）。专职价格管理员严格审核新增医疗服务项目，每月对收费系统内医药、耗材、医疗服务项目价格进行维护、督查，发现有错误价格时及时进行维护管理。监察审计科定期监督检查各临床医技科室医疗服务价格收费执行情况，并对违规收费问题进行通报处罚。

表8-6 H医院医疗服务收费检查记录表

检查科室：　　　　　检查日期：

序号	抽查日期	病人姓名	医保性质	住院号	出院日期/在院	存在问题	存在问题分类						多收金额	少收金额	责任人	兼职物价员检查落实情况	专职物价员追踪效果评价
							多收费	分解收费	超标准收费	串换收费	虚假结算	其他					
1																	
2																	
3																	
4																	
5																	
6																	
7																	
8																	
9																	
10																	
合计																	

原因分析：

整改措施：

签名：　　　　　日期：

专职价格管理员：　　　　　签名：　　　　　日期：

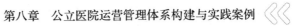

表8-7 H医院医疗服务价格收费检查及持续改进记录表

督导检查部门		检查时间		检查者	
检查内容：					
科室	床号	患者姓名	住院号	医保	在院 / 出院

存在主要问题及整改建议：

整改时限：

存在问题原因分析：

科主任或护士长：

年　月　日

整改措施：

科主任或护士长：

年　月　日

持续改进效果：

价格管理办公室：

年　月　日

表8-8 H医院医疗服务价格自查重点问题清单整改追踪表

序号	缺陷项目	责任科室	整改情况	效果追踪	专职价格员
1					
2					
3					
4					
5					
6					
7					
8					
9					

6.统筹规划合理的医疗服务收费

H医院优化收入结构，降低耗占比、药占比，突出医院自身优势项目，体现医务人员劳动价值。价格管理办公室成员全面掌握医院日常诊疗收入业务，实施核算和监管工作，并参与到临床诊疗项目的成本测算、效益分析以及绩效计算等环节，为医院决策层提供价格管理方向的决策依据。医疗服务价格管理工作项目清单如表8-9所示。

表8-9 医疗服务价格管理工作项目清单

序号	内容	存在问题	责任人	整改情况
一	医疗收费复核要点			
1	完善医疗服务项目的病历记录和费用核查工作，做到费用清单、医嘱、报告单"三单一致"。			
2	科室每天对住院患者发生的费用进行日常检查，做到日核日清，发现问题，及时进行更正，确保每条收费的准确性，并登记复核检查记录。			
3	科室每日打印患者的医疗费用清单供患者查询。在患者入院时，告知患者每日医疗费用查询方式，患者需要每日费用清单时，由科室向患者提供，供病人复核。			

（续 表）

序号	内容	存在问题	责任人	整改情况
4	患者出院时，所在科室要对患者住院期间发生的每一笔费用进行复核，及时办理未检查治疗项目和未用药品材料的退账。住院费用核实无误后，给患者办理费用结账手续，同时向患者提供总费用清单。			
5	对复核发现的收费问题，科室必须认真对待，及时改正，同时要有整改措施。			
6	分解收费、超标准收费、重复收费、套项目收费、不合理诊疗及其他违法违规行为。			
二	严格按文件要求加强医保和物价管理			
1	严格执行医保政策。			
2	建立健全医保物价管理制度。			
3	严格执行出入院指征，严格挂床住院、分解住院、轻病入院。			
4	加强医保物价政策法规宣传培训。			
5	开展定期与不定期的医保物价自查自纠工作。			
6	加强监管，打击欺诈骗保行为。			
7	畅通投诉举报渠道，规范受理、反馈等工作流程和机制。			
三	严格控制费用不合理增长			
1	严格执行按病种分值付费、DRGs付费政策。			
2	按照临床相关诊疗规范，通过缩短住院日、采用适宜技术等环节进行有效费用管控。			
3	规范检查、化验，不做全身多部位大范围检查、化验大筛查。			
4	合理使用物美价廉医用耗材，贵重耗材应当优先选用国产耗材。			
5	优先选择医保药品目录范围内临床疗效好、价格合理的药品，严格控制抗生素、辅助用药使用。			
6	加大奖惩力度，与科室、个人绩效挂钩。			
四	加强信息化管理			
1	完善医保物价智能监控系统，加强大数据应用，实现全方位、全流程、全环节监控。			
2	加强对临床诊疗行为的监管，严禁超限、超量用药等违规行为。			
3	加强对医疗费用的审核，强化事前、事中监管，从源头上把关，防止违规收费的情况发生。			

7.加强管理方案的落实

方案经院长办公会决议通过后实施，各执行科室通过认真学习收费标准，将规范医疗服务价格收费工作真正落实到每一位职工，形成全方位、多角度的基于战略地图的医疗服务收费责任体系，确保医院战略目标得以实现。

8.医疗服务价格管理工作总结与分析

H 医院基于战略地图的医疗服务价格管理分析采用出错项目归类分析（见图 8-7）、专项问题分析与共性问题分析相结合、每月分析和季度分析相结合的方式，结合各项检查指标，定期深入分析价格管理中存在的各类问题，充分利用 PDCA 循环质量管理工具进行持续改进，提出切实可行的改进措施和工作建议。价格管理办公室每月对全院督查情况进行总结与分析，并向价格管理委员会汇报。每半年召开一次价格管理工作分析总结会，汇报全院医疗服务价格管理情况，确保全院价格管理的各项工作落到实处。

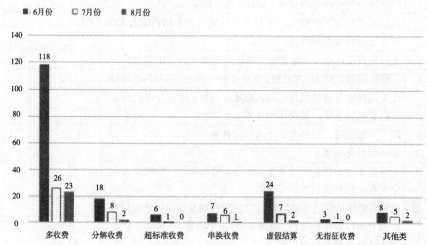

图 8-7　医疗服务收费出错项目分析

9.持续改进价格管理工作质量

H医院基于战略地图的医疗服务价格管理充分利用PDCA循环质量管理工具有效实施价格管理工作，并取得良好成效。H医院通过鱼骨图对医疗服务收费行为中存在的问题进行原因分析（见图8-8），通过组织培训学习、建立收费复核机制、加强监管力度、落实奖惩制度等措施，有效减少医疗服务收费行为差错，保障患者权益。

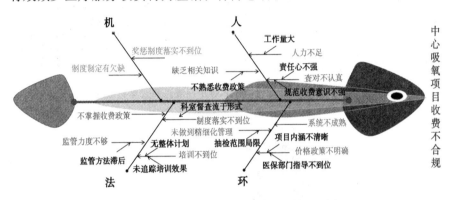

图8-8　中心吸氧项目收费不合规的原因分析

在上例中。H医院提取了住院收费系统中2020年12月1日至2020年12月31日所有出院患者中心吸氧的日数及一日内中心吸氧项目收费超过65元的相关数据，中心吸氧项目收费不合规率＝单位时间内住院患者中心吸氧项目收费超过65元例数 ÷ 同期住院患者中心吸氧项目收费总例数 ×100%。据测算，当月中心吸氧项目收费不合规率为1.11%。通过运用PDCA循环降低中心吸氧项目收费不合规率，开展责任心教育，组织进行医疗服务价格政策文件、医保政策培训学习，加强监管力度及落实奖惩制度等措施，至2021年4月，中心吸氧项目收费不合规率降至0.04%，比目标值0.1%多降0.06%。运用PDCA循环降低中心吸氧项目收费不合规率，进度规划如图8-9所示，目标值如图8-10所示，原因调查结果如图8-11所示，对策表如表8-10所示，效果图如图8-12所示。

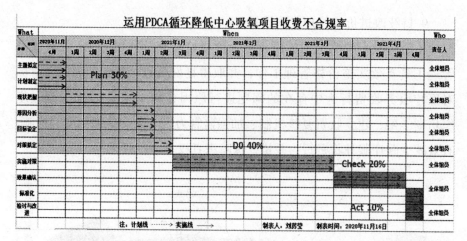

图 8-9 运用 PDCA 循环降低中心吸氧项目收费不合规率进度规划

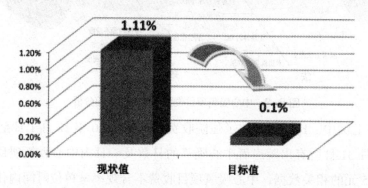

图 8-10 运用 PDCA 循环降低中心吸氧项目收费不合规率目标值

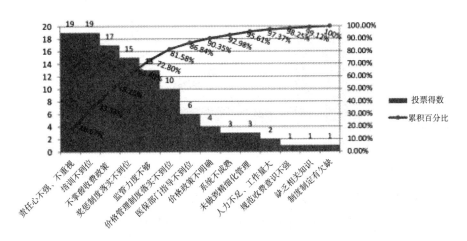

图 8-11 运用 PDCA 循环降低中心吸氧项目收费不合规率原因调查结果

表8-10 运用PDCA循环降低中心吸氧项目收费不合规率对策表

重要原因（Why）	措施（What）	如何执行（How）	责任人（Who）	执行时间（When）	执行地点（Where）
责任心不强，不重视	加强医护人员的责任心。	在临床科室会议上强调规范收费的重要性。	玉 × 刘 × ×	2021年 01-04月	临床科室
培训不到位	加强临床医护人员的培训。	加强对临床医护人员关于医疗服务价格项目内涵的培训。	刘 × × 韦 × ×	2021年 01-04月	临床科室
不掌握收费政策	加强对兼职价格管理员的培训。	合理制定培训计划，整理各类医疗服务价格、医保政策文件，对兼职价格管理员进行专项培训。	张 × × 刘 × ×	2021年 01-04月	临床科室
奖惩制度落实不到位	将奖惩制度纳入科室绩效分配方案，提高科室积极性。	每月公布价格管理工作质量考核结果，各科室将医疗服务价格管理纳入绩效考核并落实到个人。	玉 × 李 ×	2021年 01-04月	财务科办公室
监管力度不够	专职价格管理员定期监管、督导。	针对中心吸氧不合规收费项目进行专项检查，发现问题及时与科室沟通，督促整改并追踪整改效果。	玉 × 刘 × × 张 × × 韦 × ×	2021年 01-04月	财务科办公室

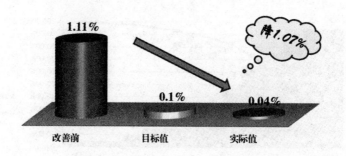

图 8-12　运用 PDCA 循环降低中心吸氧项目收费不合规率效果图

10. 医疗服务价格管理质量考评体系建设

H 医院实施基于战略地图的医疗服务价格管理，为了该管理方法能在全院顺利推行，需要融入质量考评体系。H 医院通过有效激励带动职工的能动性，通过建立健全行之有效的医疗服务价格管理制度进行管理，并结合医院实际不断完善价格管理绩效考评体系，从而发挥价格管理绩效考核的杠杆效用，调动职工积极性、保证合法性、体现均衡性、保障可持续性。

（1）考评指标的设置。应以 H 医院的发展战略目标的落实情况、医疗服务价格管理执行情况和完成程度来考核绩效，其间包含各项考评指标的核算和考评级别。医疗价格管理办公室可与医院质量管理机构相结合，把对各科室收费工作的考核作为质量管理考核中的一项内容，同科室的效益挂钩，从而调动各科室在规范收费行为的基础上增收节支的积极性。

（2）医院应将有效产出、促进库存周转、降低运营费用结合实际运用到医疗价格绩效管理中，并将多收费、重复收费、乱收费等行为列入绩效考核。

（3）建立院科两级物价管理体系，每个月由医院价格管理办公室按照医疗服务价格管理工作质量考核表和专职价格管理员考核评分表进行考核，专职价格管理员按兼职价格管理员考核评分表对兼职价格管理员进行考核，及时反馈考核结果，并将各科室的考核结果纳入医院绩效考核。量化考核是科室和个人年终评优评先的重要依据，应严格按照奖罚标准实施。建立一套科学、合理、合规的绩效考评系统，有利于 H 医院提升运行效率和提高市场竞争力，从而实现医院的发展战略目标。

四、建设成效

基于战略地图医疗服务价格管理的落地，H 医院医疗服务价格的精细化管理卓见成效，存在的不合理收费问题得到了有效整改，患者满意度提高，医院的管理水平和工作质量得到极大提升。H 医院引入了 PDCA 质量管理工具与内部控制相结合，有效规避了控制环境、执行政策、人为错误、超越权限等因素带来的运营风险，改善了医疗成本费用率科学管控的目标，基本形成了维护公益性、调动积极性、保障可持续的医院运行机制，基本建成了权责清晰、管理科学、治理完善、运行高效、监督有力的现代医院管理制度。

五、总结

医疗服务收费价格高低及合理与否直接关系到人民群众的切身利益，关系到社会民生改革、稳定、发展大局。从 H 医院的案例可以看出，公立医院将战略地图工具运用到医疗服务价格管理中，可以将该战略根据内外部环境拟定的战略目标分为四个层面，完整、直观地展示出因果关系链及明确、细化的行动方案，与医疗服务价格管理的各个环节相对接，使医院的战略目标通过医疗服务价格管理 PDCA 循环体系有效逐层实施、落细落地。此外，它将会促进医院从粗放型的医疗价格管理模式转型为以战略为核心的价值型管理模式，为医院优化资源配置、提高经济运行效率、完善经营管理流程、提升全员综合素质发挥重要的作用，为医院健康、长足发展的战略目标奠定扎实的基础。

第二节 全面预算管理案例

一、公立医院预算管理实施的背景

从 2009 年深化医疗体制改革开始，我国相关部门公布了很多文件来对医院预算相关工作进行管理并强化对医院的约束。2020 年 12 月 31 日，国家卫生健康委员会和国家中医药管理局联合出台了《关于印发公立医院全面预算管理制度实施办法的通知》（国卫财务发〔2020〕30 号）文件。随着相关预算管理政策和文件的出台，可以看得出国家对公立医院关于预算的管理和约束越来越重视。

为了得到较好的发展和提升，公立医院应基于医院各职能部门建立完善的预算管理制度和体系，使各个部门都能参与其中，同时明确各部门的任务，并落实到位。与此同时，对各种预算进行细化管理，从而控制公立医院各个部门的开支和预算，这样对于医疗资源优化具有很大的促进作用。将医院的总体预算细化到各个部门的单独预算，一来可以调动各个部门的工作积极性，二来可以明确预算的具体去向。这对于公立医院的最优化经营和推动医院的快速发展具有非凡意义。

随着经济的飞速发展和人们生活水平的提升，关于医疗的改革也进入一个飞速发展的阶段。同时由于我国医疗卫生服务的管理办法和相关制度越来越市场化，可以看得出公立医院在医疗服务市场的竞争也越来越激烈。这几年一些医患关系的实例凸显出一方面医疗费用高昂，另一方面医疗服务供不应求，而对于此类问题我国医疗卫生相关部门也出台了相关政策，试图改变看病贵、看病难的问题。针对以上问题，公立医院采取了一系列措施，其中项是通过调整和改革预算管理和调控制度，来更好地避免市场的变动对公立医院产生不利的影响，同时有利于医疗价格的稳定性。医疗机构开展全面预算管理对缓解看病难、看病贵等问题具有有效性和控制性，进而使其管理模式在医疗中得到应用，另外对于医疗的提升和医疗价格的稳定性具有很好的促进作用。

二、全面预算管理的基本理论及实施方法

（一）预算管理的基本理论

预算管理是用货币或数字形式表示的各类计划。医院预算是指医院为了实现预定期内的战略规划和经营目标，按照一定程序编制、审批、执行的计划，是为了准确地实现目标，保证决策到位，减少决策与执行最终结果之间的差距，有规划地控制成本支出，便于更好地把控医院未来经营活动有计划地进行。

公立医院的全面预算是由一系列预算构成的，通过成体系的系统和方法对公立医院进行系统的规划、运营、发展等提供一定的管理准则和相关计划。公立医院的预算包含正常的医疗、设备、科研和各个部门工资等的预算。另外，全面预算一定针对公立医院的所有人员，并且此预算也不是停留在表层，而是通过全面预算对公立医院进行预算的管理和细化，对于公立医院的运营有一定的引导和预测的功能。全面预算目前属于公立医院对于内部全员的管控和管理的核心手段，对公立医院的总预算进行拆解、细化和管控，使公立医院的收益趋向最优、抗风险能力增强。

（二）全面预算管理的实施方法

全面预算是一个科学的系统工程，它包括确定预算目标、编制预算草案、审批预算以及预算执行、控制、调整、核算、分析、报告、考评、奖惩等必不可少的环节。

1. 编制预算

预算的编制原则是由上级到下级，由领导到员工，各个部门各自汇总，最终求和即可，如公立医院的编制预算、医院的下属部门编制预

算、不同科室和小组的编制预算。医院的核心点在于未来的发展和战略的实施，由上级到下级主要指是以不同科室的预算作为依据，了解公立医院的愿景和战略。编制预算同样也是以由上级到下级的形式来了解各个二级部门的具体情况。公立医院通过财务等相关部门进行编制预算的汇总和审查，提出相关的预案，进而提出最终的建议和决策。

2. 预算指标层层拆解

通过横纵向的方式了解公立医院的各个部门，进而形成全面预算的相关系统和体系。医院的各个部门在进行预算的同时，需要注意执行力度，预算方案的下达务必得到落实和执行，基于此可知全面预算的执行成功与否在于预算的力度和执行力。公立医院预算相关部门对预算执行进行拆解和分析时主要是分析医院关于预算实施的执行情况，以及预算执行定期复盘的情况，最后制定预算相关报告，进而可以对比得出预算的设想和执行力的出入，同时可以提出相关的解决方案和政策。医院的各个部门也需要基于预算相关部门制定的预算报告来进行各部门的自查、复盘和总结，努力改进和提升自身的执行力，在复盘预算执行力的影响因子时可以将整个执行过程进行拆解，逐个进行分析来保证预算任务达成。预算方案在执行时一般不会再次进行更改，但是如果外界出现较大的变动使方案出现较大漏洞和纰漏，或者与国家出台的相关政策有违背、产生较大偏差时，预算方案需要进行必要的更改。

3. 预算评价和测评

公立医院会对各个部门的预算方案进行评价，并将评价与各员工绩效考核、职称竞选和奖金进行一定的联系，另外与医疗综合指标和患者问卷反馈进行结合来建立绩效考核相关体系，以此来促进各部门员工积极加入预算的管理中来，这也有利于各个部门之间的任务对接和日常工作的交接，进而提升公立医院在医疗行业的竞争力。

三、M 医院的全面预算管理

（一）M 医院简介

M 医院，是一所非营利性国家三级综合医院。医院在编人员 1483 人，其中卫生技术人员 1302 人，占职工总数的 88%，包含正高级职称人员 39 人、副高级职称人员 246 人，中级职称人员 375 人。另外，M 医院属于某校临床教学基地 A 级教学医院、省药品不良反应监测中心重点监测医院、市危重孕产妇救治中心和危重新生儿救治中心。医院拥有设备先进、运行规范的重症监护病房和血液净化治疗中心，为抢救治疗各种危重病人提供了可靠的保障。

（二）M 医院现行预算管理概述

M 医院目前使用全面预算管理体系。以医院的愿景和发展为主要目标，得出医院预算，同时细化到医院的各个二级部门，通过全面预算的管理将各个部门联系起来，得出预算的完整体系。

（三）M 医院预算管理的组织架构

M 医院全面预算的相关管理分为三级，一级管理中心为医院预算部门，二级管理中心为二级部门，三级管理中心为科室和小组，如图 8-13 所示。

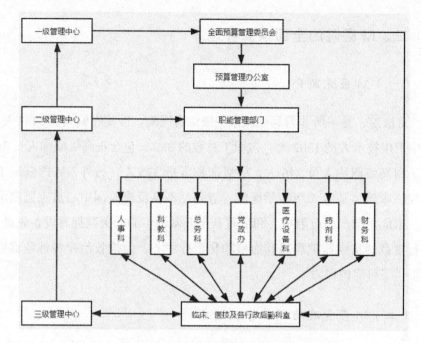

图 8-13　M 医院预算管理组织架构

（四）M 医院三级预算管理体系的工作职能

1. 全面预算管理委员会

M 医院的预算管理部门属于医院预算管理的最高部门。一般预算管理部门的主任均为医院的院长，相关成员则一般是由医院的高层领导构成。

2. 归口职能管理部门

M 医院的二级部门主要由预算管理办公室和其他管理部门构成。预算管理办公室主要是对预算相关信息进行汇总和处理，以及做出简单的决策。预算管理办公室将全权服从医院预算部门，对于预算管理相关问题的决策和决定均需要对医院预算部门进行相关汇报，人员的变动同时也需要向医院预算部门进行报备。而其他二级部门主要起到衔接作用，对于各个科室的问题向预算管理办公室进行汇报。

3. 预算科室

医院预算科室作为预算的控制和执行的负责人，主要用来管理各个部门的预算编制、调整和分析预算相关工作，通过协助预算管理办公室落实各个科室的预算控制、管理和分析等任务，以预算预期为主要依据从而保障和促进医院的发展。

（五）M 医院全面预算实施方法

1. 预算编制

M 医院编制的预算遵循的是由上级到下级、由领导到员工的原则，也就是说，医院确定预算后由上向下传达，编制的制定由上级部门向下级部门传达，以科室为单位制定相关的编制预算的方案，随后将预算结果反馈至医院的二级管理中心，二级管理中心的预算管理办公室进行评价和提出相关意见后将最终的结果传达至医院预算部门。最后通过预算管理委员会的全面预算总结和评价后，进行适当的医院人员投票，通过后则可以将预算制定相关文件下达到各个部门。

基于编制制定的方式，M 医院主要以增量预算的方式来进行编制预算，同时使用综合方法来展开预算编制，对于医院的发展战略基本一致，但医院部门众多，且不同部门预算的编制不尽相同。基于编制主体内容，M 医院的预算原则为通过收入确定支出，也就是医院的所有人员的一切活动所产出的费用的预算均是在医院收入的基础之上进行的预算，同时也需要兼顾不同部门的医疗水平、人员支出、材料消耗等方面来确定不同部门的预算，还要以节约原则为中心。医院在执行收入确定支出的原则的同时，还需要考虑不同部门具体因素进行个性化安排和管理。

2. 预算审批

M 医院的年度预算审批的审批权属于市卫生健康委员会和市财政局。医院全面预算管理委员会或职工代表大会对医院预算申报、审批、调整等重大事项进行审议，年度预算必须经过集体讨论通过后，才能向上级部门报送审批。

对于事业发展项目和重大项目的预算，必须经过单位组织的可行性分析论证、领导集体决策或职工代表大会通过。职工代表大会在每年年初审议财务部门关于上年度预算执行情况的报告和审议单位本年度预算方案、事业发展规划等，并监督检查预算的执行情况。

3. 预算执行

M 医院的预算执行是以预算编制为基础，围绕预算管理制度的相关要求进行的。年度预算经上级部门批复后，由预算管理办公室下达到医院各部门，各部门严格按照下达的预算执行，落实医院对预算的各项要求。M 医院的全面预算管理委员会还要求各责任科室根据已批复的年度预算，将责任分解并落实到人，将预算的要求明确传达且贯彻实施。执行过程中，不准超预算安排，遇到特殊情况需调整的，则按照预算调整程序调整，调整预算未经批准不得执行。对已纳入医院预算但支付手续不齐全、凭证不合格的货币资金支出项目，M 医院财务科有权不予支付。

4. 预算调整

M 医院的预算编制原则上是不允许调整的，但是在年度内，涉及不可抗力的重大变化等客观因素的影响，确实需要调整部门预算的，须使用科室书面申请经院领导审核，经预算归口管理部门、预算管理办公室、监察审计科、分管院领导、总会计师、院长或党委书记以及预算管理委员会审议通过后，提交 M 医院上级主管部门，根据主管部门审批意见进行调整。对于重大经济事项的调整还需召开职工代表大会表决通过，且设备购置的预算额度划入当年科室预算内。

5. 预算分析

M 医院按预算执行部门分别进行统计，对相关部门的预算完成情况进行定期分析。在分析过程中充分考虑影响收支的各种因素，对预算执行数与预算目标数之间的差额进行比较，分析原因并形成书面报告，并及时向预算管理委员会报告，向各预算执行部门反馈预算执行情况。

6.预算考核

M 医院的预算考核最主要的目的是促进预算管理，保障预算有效执行，实现医院各项经济目标，全面总结评价预算的编制是否准确，执行是否科学、合理、准确，调整是否合规等，提高资金使用效益，也是为了对预算执行结果进行检验，以强调监督与管理的重要作用。M 医院的预算考核遵循以下基本原则：客观公正、突出重点、指标考核、绩效挂钩。对于药品收入占比、百元医疗收入消耗的卫材费用等重点控制的指标每月进行考核，对于超过预算控制的科室严格执行制定的奖惩措施。

四、案例分析与讨论

（一）M 医院实施全面预算管理的特点

M 医院的全面预算管理主要是通过医院的收支情况来进行计量的，基于的是医院的战略目标规划，进而为展开医院未来的经济活动提供参考依据。M 医院全面预算管理主要有综合性、预期性、目标性、约束性四个方面的特点（见图 8-14）。

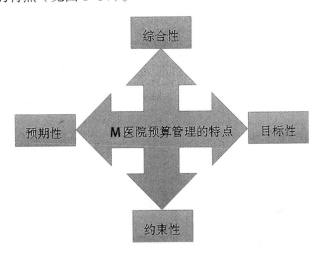

图 8-14 M 医院全面预算管理的特点

1. 综合性

M 医院的全面预算管理具有综合性的特点。M 医院的全面预算管理所涵盖的范围包括医院业务总预算、各科室独立预算、科研预算、培训预算等，医院的所有业务基本都有涉及，也是集合计划、控制、协调、激励、评价等功能为一体，综合贯彻医院战略方针的经营机制，在 M 医院的预算管理系统中处于核心的位置。

2. 预期性

M 医院的全面预算管理具有预期性的特点。主要体现在 M 医院的预算管理以增量预算法为基础，结合零基预算法，在下一个会计年度开始之前，就根据医院的战略目标对下一年的收支情况进行预期规划与预测。尽管 M 医院所辖的大部分业务收支都有涵盖，但受限于没有预算系统的支持与部分科室对于预算的编制还不够完善，预期的详细程度还不够，有许多明细科目未能列于预算范围内。与此同时，也有部分额外收支超过了预期，对预期的估算还不是十分完善。

3. 约束性

M 医院的全面预算管理具有约束性的特点，在 M 医院正式开展全面预算管理之前，就得到了医院领导层的大力支持，因此在实施全面管理后，对各科室药品、耗材等方面的使用情况的把握有了显著的提升。一方面，M 医院的全面预算不仅是医院整体发展目标的体现，而且是以各个科室编制上报的预算为基础的，预算目标是各个科室所认可的；另一方面，M 医院的预算管理制度中也明确规定了在同一会计年度内，不得任意增加或削减预算，这一刚性的约束也极大地提升了预算的效力。

4. 目标性

M 医院的全面预算管理具有目标性的特点。M 医院全面预算的目标性一方面体现在医院开展的全面预算是各个科室群策群议得出的结果，科室的认同程度很高，同时科室员工对科室各个时间段的发展情况很熟悉，可以更好地把控预算目标的实现；另一方面，预算目标的量化可以有效降低资源的浪费，优化人、财、物各方面资源的配置，让医院的领导层更好地掌控医院的整体发展。

（二）M医院全面预算管理存在的问题

1. 预算编制方法落后

M医院的全面预算编制框架已基本形成，是以增量预算法为核心，主要采用历史数据为参考基础，对下一年度进行预测，很容易忽略政策因素以及特殊事项对医院运营的影响，导致预算编制与执行的匹配度不高。如2020年生机医疗卫生服务部门对检验项目价格等进行了调整，M医院在执行预算时没有很好地考虑到政策调整对预算执行情况的影响，在执行了新规之后，当期预算执行情况就出现了不小的偏差。

2. 信息化管理滞后

M医院并没有引进全面预算管理的相关系统，而全面预算管理涉及业务、财务、决策等多方面，涵盖范围广，涉及部门多，依靠人工很难实现预算控制的准确性。现阶段，M医院在没有系统支持的情况下，仅靠预算管理人员手工核销，工作效率较低，并存在一定的信息滞后。同时，由于缺乏系统信息化控制，很难起到预警与控制的作用，在一定程度上医院无法实现对业务的事前、事中控制，从而无法实现资源与管理的协同。

3. 支出预算停留在业务层面

M医院的预算管理仅停留在收支预算编制和控制阶段，涵盖业务单一，缺乏对现金流及业务的整体控制，使预算管理很难起到风险控制的作用。如2020年新冠疫情期间，因医院业务量大幅下降导致经营活动现金流短缺，然而医院为维持基本运营仍需承担一定的刚性支出，造成医院面临较大的支付压力。

4. 预算考核机制不够健全

全面预算管理一是要突出编制预算和执行的重要性，二是要加强预算的执行和相应的激励考核。预算考核的完善对于预算管理的有效开展和执行具有重要的激励和促进作用。一方面，M 医院对预算管理的人员配备较少，预算的考核机制也稍有欠缺，不能很好地进行全面的预算考核；另一方面，M 医院的信息化基础较为薄弱，进一步制约了预算考核工作在医院的全面开展。

5. 预算管理理念不够深入人心

在 H 医院执行全面预算的同时，部分人员的预算理念存在着一定的偏差。部分医务人员认为医院是以医疗工作为中心的事业单位，临床科室只需做好医疗工作，预算管理是财务人员的工作，不应该由他们承担。

6. 现行预算管理体系不够完善

M 医院从 2018 年开始就从预算管理计划向全面预算过渡，这两年的改革和整改使预算管理体系得到较大的提升，但是从全面预算的层面来看，医院的预算管理机制还存在较大的问题和需要改进的地方。一是全面预算管理主要通过编制预算和预算拆解、分析和评价等实现，而此医院已经具有预算的基本体系，从医院预算的执行程度来看，此流程所经历的时间较长，同时效率也不能得到一定的提升。二是全面预算属于一个拥有较健全体系的系统，从激励的角度来看，此医院在执行全面预算管理机制的同时，存在不同部门联系不够紧密的问题，与人员的绩效、职称晋升和奖金等关联程度并不大，在激励员工积极性层面较为缺乏。

（三）M 医院的全面预算管理的亮点

1. 预算编制较为健全

M 医院在医院管理层的支持下于 2018 年末成立了预算管理委员会，并设立了预算管理办公室，同时建立了一套较为完善的预算管理制度。在正式实施全面预算管理之前，医院的总会计师、预算管理会计多次组织各科室的预算责任人进行预算管理的相关培训工作，传达了全员参与的预算管理理念，指导科室如何开展预算的编制，在编制过程中也采取了"二上二下"的基本编制流程，预算委员会经过自下而上、自上而下的多次反复，保证预算的准确性。在对重大项目或重要部门预算提交时，要求预算归口管理部门、监察审计部门、预算管理人员对项目可行性、项目额度等方面深入论证，根据科室填报的预算结合医院的战略规划形成最终预算草案，医院最高决策层审批后，成为正式预算，逐级下达各部门执行。在编制的过程中，始终坚持集体决策机制，有效避免了制定错误预算与"一言堂"等情况的发生。

2. 有效的预算执行分析

预算执行分析不仅是财政工作的重要内容，而且是为领导决策提供依据的重要组成。M 医院月度做简单的预算执行分析，季度做较为广泛的预算执行分析，年度做全面的预算执行分析。年度内预算执行分析不间断的方式，对于发现、研究和解决预算执行中存在的问题有很大帮助，充分发挥了财政的宏观调控与监督职能，促进 M 医院的经济事业稳定发展。

3. 完善的预算调整机制

预算调整是预算整体的重要组成部分，M 医院在决定开展全面预算管理工作之初，就根据《中华人民共和国预算法》制定了完善的预算调整机制。科室提出购买设备的请示，医疗设备的归口管理部门对购买科室进行调研，层层审核后同意购买，体现了预算调整的严谨性。

2020 年下半年 M 医院需购置"三甲"医院创建必备医疗设备，经过医院党委会、职工代表大会讨论，经过职工代表大会表决通过，并向上级卫生健康委员会提出购买的请示，根据卫生健康委员会批复同意的文件内容执行。

2020 年疫情防控期间 M 医院各科室根据科室自身特点和情况，不同程度地进行改造和购置设备，如急诊科发热门诊的改扩建，放射科购置高价值移动式车载核酸检测实验室、移动式车载CT、3.0T磁共振项目等。按照"无预算不支出"的原则，年初未纳入年度预算同时必须采购新增设备导致与年度预算偏差较大，需要进行预算的调整，则将新增设备金额在原预算基础上进行增加。

2020 年疫情肆虐，各家公立医院的经济运营都受到不同程度的影响，支出增加、收入锐减已成为各家医院的共性问题，M 医院也不例外。医院门诊量下降，住院病人减少，导致医院收入大幅度降低。同时，医院在防疫物资上的投入和到疫区抗疫的人员支出投入不断上涨，导致医院支出增加。在对 2020 年上半年预算执行情况分析时发现，年度收入预算执行率为 41.71%，支出预算执行率为 45.39%。M 医院的预算管理人员认为，按照当时的预算完成率，难以完成年初预算计划。在严峻的经济环境下，M 医院启动了预算调整机制。医院预算管理办公室将情况上报院领导，总会计师组织预算管理办公室成员召开财务收支预算调整布置会，通过预算管理办公室成员收集数据，形成预算调整草案，提交至预算管理委员会进行审议，经过预算管理委员会审议后，将结果提交院务会议，经医院党委会决议，最后决定进行年度预算的调整，体现了医院预算管理的制约性。2020 年 M 医院收入预算的执行率为 99.26%，支出预算的执行率为 102.55%，较好地完成了年度的预算执行计划。

五、结语与展望

以 M 医院为例，全面预算管理体系在整个医院运行过程中起到了关键作用。以医院发展战略目标为总目标，通过行之有效的管理模式，融合具有医院特色的全面预算管理方式，在没有整套完善信息系统的依托下，不仅能够有效提高管理效率，逐步健全医院财务预算管理体系，而且在有效降低医院成本的同时，对医院管理层相关决策活动的开展也起到有利作用。

基于 M 医院全面预算管理开展的真实情况，已经开展全面预算管理及有意向要开展此项工作的医院，可参考 M 医院全面预算管理的模式，在借鉴经验的同时结合本院预算工作开展的实际情况，不断探索和总结经验，通过有效的预算管理提高资金的使用效率，确保医院资金正常运转，做到"心中有数、手中有钱"，从而保障医院的发展建设。

最后，医院全面预算是一种观念的改变，从积极主动地想做，到认真具体地去做，才能使医院预算管理工作切实有效地推进，实现真正落地，通过预算管理，为院管理层决策、经济运营分析提供数据依据，发挥参谋作用。

第三节　基于业财融合的财务流程优化案例

随着我国经济与社会发展水平的不断提高，公立医院综合改革的步伐自然也随之不断加快，其目的自然就是在满足人们对医疗卫生服务需求的同时让医疗成本得到有效控制，而这在无形之中形成了业财融合的公立医院运营管理思想。公立医院所采取的具体做法普遍在于取消药品加成和耗材加成，并全面实施医保 DRG 支付方式，全面加强医院自身支付费用控制，力求医院运营过程中的资金能够得到全面保障。除此之外，在公立医院高质量发展道路中，财务人员更渴望业财融合模式，因为它不仅让财务管理真正可以最大程度发挥出价值，而且财务管理人员的业务水平也可以得到全面提升，为自身的职业发展提供强有力的促进作用。再从业财融合模式的运作流程角度来看，其核心在于对财务管理的运行流程进行再创造，确保财务管理工作与经济业务之间形成紧密结合，让收入和成本能够得到最高效的核算与管控，为医院运营过程充分体现高质而低价提供理想平台。

这样的运营体系的构建与应用与传统运营模式之间有着鲜明的差异，运营过程的高效性不仅体现在能够使医疗卫生服务价格得到有效控制，而且体现在能确保经济业务开展的全过程始终保持极高的效率，实现最大限度满足全社会对基本医疗卫生服务的迫切需要。在公立医院传统运营模式中，重业务而轻财务的现象普遍存在，这样的做法会导致经济业务开展过程所做出的决策不免会与财务工作之间存在矛盾，由此既会导致相关管理部门之间出现冲突，更容易导致医院资产很难得到科学配置，不仅会影响全院的医疗卫生服务整体水平，而且会导致全院经济业务开展的效率大打折扣。

针对于此，依托业财融合做强优势业务成为公立医院运营管理体系创新实践道路中的必然取向，能够为有效完善公立医院运营管理起到至关重要的推动作用。对此，本节就以 S 医院为例，对其依托业财融合做强优势业务的情况进行阐述，以期为读者提供参考。

一、S 医院概况

公立医院全面实现业财融合需要完善的前提条件，如发展状况较为理想、发展过程中组织架构较为理想等，这些都是公立医院必须具备的基本前提条件。接下来本书就立足 S 医院的实际情况做出系统性阐述。

（一）S 医院简介

就当前 S 医院建设与发展的现实情况来看，其所具备的条件已经能够基本满足业财融合运营管理模式的具体需求，其中，无论是在医院发展的整体情况方面，还是在医院财务组织架构方面，都能够为业财融合提供理想的前提条件，接下来就先对医院发展的整体概况和取得的主要成绩加以阐述。

1.整体发展概况

S 医院是一所集医、教、研为一体的三级甲等综合性医院。医院有 2 个院区，拥有床位 3500 余张，总建筑面积 13.2 万平方米；拥有国家临床重点专科 7 个，省级临床重点专科 24 个；职工近 4000 人，卫生技术人员占比超 80%；年门急诊人次超 120 万，年出院人次超 8 万，年手术量超 5 万台次。

2．"十三五"时期主要成绩

S 医院近年来弯道超车、发展迅速，在学科建设、服务能力等方面取得了一定成绩，主要运营指标实现了跨越式增长，其发展方针大体可归纳如下：一是定战略、系民心。S 医院确定了"两个一百年"总体布局和"四型一化"战略定位，注重提升向心力和凝聚力，重视文化建设和人文关怀工作，关心职工个人利益。二是强学科、重人才。S 医院入选委（国家卫生健康委员会）省共建国家区域医疗中心，省内率先通过三级甲等医院复审，多学科入围主流排行榜。S 医院在"十三五"期间职工总量增加 830 余人，引进 3 位院士，高级职称、研究生导师数量翻倍，国家和省医学会系列主委、副主委新增 60 余人次；"十三五"期间床位增加 825 张，出院患者数量、手术台次与疑难危重占比实现翻倍，平均住院日降低近 2 天，药耗占比降低 10 个百分点，年业务收入突破 20 亿大关；年度科研立项经费达到"十二五"五年总和，获批省部级科研平台 6 个，荣获省科技进步一等奖 3 项；举办全国优秀医学生夏令营，培养本科生、研究生及规培生合计 1300 余人。三是强管理、促保障。运营养老院，开设配套院区，探索形成"医养结合、康养结合、中西医结合"综合养老服务特色，获批省医养结合示范单位；完成中心院区楼宇建设改建、急诊扩建、连廊架设，增加建筑面积近 6 万平方米；医联体规模不断壮大，先后与 40 余家基层医疗机构建立合作；其投资运营的下属企业，先后成立 7 个子公司，涉足 10 余个业务板块。

（二）S 医院财务组织架构

就当前 S 医院财务管理系统的基本构成而言，其主要包括该院的中心院区财务管理系统和养老财务管理系统两部分，后者在财务管理工作执行过程中以独立核算的形式来进行，在每个时间节点向中心财务管理系统汇报整体运营情况和具体的财务数据。在这里，需要高度明确，中心院区财务管理所实行的是政府会计制度，而养老财务管理体系则是以

民间非营利组织会计制度为基准的。本案例分析以该院中心院区的财务
管理流程作为研究视角。

    S 医院运营管理全过程采用 党委领导下的院长负责制，院总会计师
作为经济管理工作的院一级分管领导，计划财务部则作为直属部门。计
划财务部现有工作人员 75 人，共划分为 4 个财务工作小组，分别负责全
院的收入管理、会计核算、资产管理、经济管理 4 项业务。S 医院财务组
织架构如图 8-15 所示。

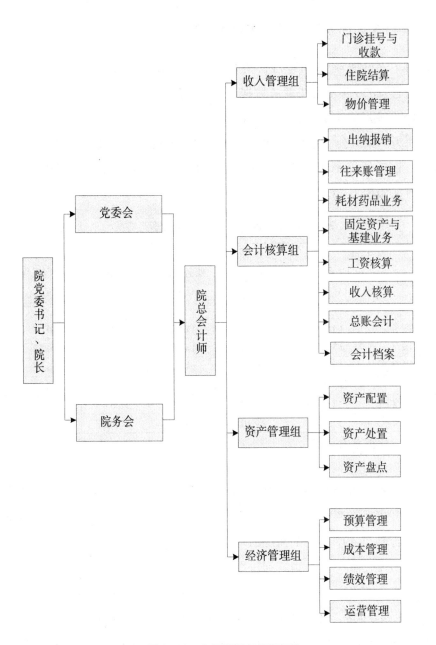

图 8-15 S 医院财务组织架构

（三）S医院经济运行财务概况

为了对S医院财务运行有更加全面的了解，下面介绍一下S医院2015年至2020年的历史业务数据。

1.S医院资产情况

作为国家级公立医院，S医院自建院以来发展迅速，尤其是"十三五"期间，医院规模不断扩大，总资产、总收入、业务收入水平不断上升，具体数据如表8-11所示

表8-11　S医院2015—2020年总资产情况

年份	总资产（亿元）	总收入（亿元）	业务收入（亿元）	固定资产（亿元）	在建工程（亿元）
2015 年	14.91	11.32	11.03	12.15	0.58
2016 年	17.23	14.75	13.70	13.18	0.42
2017 年	19.40	16.32	14.90	14.19	0.65
2018 年	19.80	19.60	17.80	15.12	0.89
2019 年	23.90	22.60	20.10	15.37	1.78
2020 年	27.60	24.10	20.60	20.93	0.27

注：数据来自网络。

通过表8-11所示数据可以看出，S医院在2015—2020年间，以惊人的速度实现资产扩张。经过计算可发现，该医院总资产复合增长的速度已经达到11.49%，在全国范围内已经超越了公立医院发展的平均水平，其发展动力自然不言而喻。通过线性函数和三阶多项式的计算，对S医院总资产及未来固定资产的发展走势进行推算，得出结果为n的平方值为0.951和0.968，这两者的平方值更加趋近于1，这充分体现出测算出的结果具有极高的可靠性，结合线性走势的角度来看，可以充分说明S医院未来总资产和固定资产的发展具有可持续性。

2. S 医院历年收入情况概要

众所周知，收入是否平稳是维持企（事）业可持续发展的一项硬性指标。S 医院作为一所国家级公立医院，在新医疗体制改革全面深化落实的背景下，需要保持可持续发展的状态。因此，收入情况成为评价该医院发展情况的一项重要指标。接下来本书就对 S 医院 2015—2020 年的收入情况（见表 8-12）进行介绍。

表8-12　S医院2015—2020年收入情况汇总

年份	医院总收入（亿元）	医院总收入增长率	业务收入（亿元）	业务收入增长率
2015 年	11.32	—	11.03	—
2016 年	14.75	30.30%	13.30	24.55%
2017 年	16.32	10.64%	14.90	8.76%
2018 年	19.60	20.10%	17.80	19.46%
2019 年	22.60	15.31%	20.10	12.92%
2020 年	24.10	6.64%	20.60	2.49%

注：数据来自网络。

就 S 医院 2015—2019 年收入的总体情况来看，正如上文所说，以持续增长的态势呈现在世人面前，表 8-12 中的数据无疑为之提供了有力说明。但是在 2020 年，表中的项目收入增长率呈现出了整体性下滑，并且下滑趋势明显，其原因非常简单，就是因为这一年全世界都遭遇了发展的不可抗力（新冠疫情），医疗卫生服务行业受到的冲击无疑明显。S 医院作为国家级公立医院，在履行自身责任与义务的同时，受到的冲击力较大。如果抛去 2020 年这一不可避免的特殊情况来看，自 2015 年起至2019 年，该院复合增长率已经达到 18.87%，增长态势之强前所未有。

3. S 医院的患者收治能力

从客观性、概括性、代表性和典型性的视角分析，评价一所医院在患者收治方面的能力是一项系统工程。S 医院是一所公立医院，在进行该评价的过程中，可将年平均开放床位数量、年累计出院人次、年诊疗人次、全院职工年平均业务收入四项指标作为基本选择。下面本书就立足上述四项评价指标，通过 2015—2020 年的相关数据，对 S 医院患者收治能力做出直观说明，以此为证明 S 医院优势业务取得良好发展成效提供强有力的依据。具体数据如表 8-13 所示。

表8-13　S医院2015—2020年患者收治能力评价指标及数据

项目＼年份	年平均开放床位数量（张）	年累计出院人次（万）	年诊疗人次（万）	全院职工年平均业务收入（万元）
2015 年	1587	5.09	97.23	41.55
2016 年	1595	6.03	106.06	49.72
2017 年	1764	6.41	107.69	51.22
2018 年	1893	7.47	112.86	57.38
2019 年	1919	8.20	124.29	63.18
2020 年	2158	6.93	111.24	60.61

注：数据来自网络。

通过表 8-13 所呈现出的数据可知，伴随时间的推移，S 医院患者收治能力正在不断提高。虽然 2020 年的数据从表面看并不理想，但是 2020 年受到不可抗力的作用，依然能与 2018 年基本持平，由此可见这几年该医院患者收治能力水平提升速度是较快的。特别是在新医疗体制改革制度全面深化落实的背景下，全院诊治效能提高自是不言而喻，而这也恰恰是 S 医院优势业务得到全面发展的最为直观的表现。

4. S 医院成本控制情况概述

成本控制毋庸置疑是维持企业始终保持可持续发展的有利条件，因此企业在运行管理体系的构建过程中，往往都会将成本控制作为关键一环。S 医院在新医疗体制改革深化落实的大背景下，在探寻可持续发展之路的过程中，更是将成本控制视为重中之重，通过 2015—2020 年间的成本控制情况相关数据就能对其予以说明。接下来本书就通过表8-14将其数据予以呈现，并随之对其进行分析。

表8-14 S医院2015—2020年成本控制情况数据统计

成本控制项目	工作人员经费支出比例	药品支出率	管理费用支出率
2015 年	31.64%	34.09%	9.64%
2016 年	29.93%	34.97%	8.48%
2017 年	31.42%	33.31%	7.28%
2018 年	30.31%	34.61%	6.99%
2019 年	32.37%	32.73%	7.35%
2020 年	34.62%	31.87%	6.99%

注：数据来自网络。

就一般发展规律而言，公立医院在进行成本控制的过程中，是将医务人员日常工作的支出、药品消耗支出、公共经费支出、管理费用支出作为主要控制对象。S医院在成本控制方面将除公共费用之外的其他项目视为重点，其原因在于公共经费支出往往具有普遍性，并不具有典型性，因此在进行成本控制核算与分析过程中，S医院并没有将其视为重点项目。通过上表所呈现出的数据不难发现，该院人员经费支出情况整体上呈现出递增的规律，而这也充分体现出该院在为全院医务人员谋求良好福利待遇方面不断付出努力，而在药品费用支出率方面整体上呈现出略有下降的趋势，特别是在新医疗体制改革全面深化落实的大背景下，2020年该医院药品支出率下降虽然并不显著，但充分说明新医疗体制改革深化落实的作用性和价值性得到了验证。另外，该院在管理费用支出率方面，2015—2020年整体看处于平稳状态，而这也能充分反映出该院在预算执行过程中坚持了较为严格的标准，由此才能呈现出费用控制较为稳定的局面。

5. S医院抵御风险的能力概述

从公立医院运营过程中的保障性条件来看，虽然国家会在政策和资金层面为公立医院建设与发展提供相应的保障性条件，但是这些保障性条件会具有延时性和有限性，所提供的保障性政策和资金数量很难在短时间内落实到位，如果公立医院在运营与发展道路中单纯依靠这些保障性条件，那么必然会导致医院始终要面临严峻的风险。而抵御风险的能力自然是衡量公立医院运营与发展状态的一项重要指标，S医院也不例外。接下来本书就通过表8-15，对S医院2015—2020年风险应对能力相关数据加以展示，并且结合呈现出的数据进行说明，以此反映出S医院运营过程中的基本状况，为其业务发展提供具有客观性的依据。

表8-15　S医院2015—2020年风险应对能力相关数据统计

年份	医院资产负债率	医院资产流动比率	医院资产流动速度比率	医院收支结余率
2015 年	64.60%	78.32%	74.37%	1.49%
2016 年	61.44%	88.55%	84.79%	6.26%
2017 年	61.01%	92.86%	88.47%	3.56%
2018 年	52.20%	105.66%	101.05%	6.89%
2019 年	51.14%	119.72%	110.13%	6.32%
2020 年	47.74%	110.23%	104.75%	3.68%

注：数据来自网络。

通过表8-15中S医院在2015—2020年间应对医疗风险所呈现出的相关数据不难发现，在2018年之前医院的总负债率达到了惊人的60%，而这一数据也充分说明在2018年之前全院的建设与发展处于举债发展的阶段，同时该数据也充分证明了该院在这一时间段内的建设与发展具有极大的风险，医院自身应对风险的能力较低。除此之外，在医院资产流动比率、资产流动速度比率、收支结余率三方面所呈现出的数据状况也并不理想，运营过程的风险自是不言而喻。随着2017年新医疗体制改革的全面提出，2018年S医院在一定程度上进行了债务偿还，全院的负债情况也趋于好转，抵御风险的能力得到了全面增强。虽然自2020年开始，全世界各领域发展都在面临诸多不可抗因素的影响，但是在新一轮医疗体制改革政策的影响下，S医院在抵御风险的措施上不断进行改进，同时在最近两年之中也体现出了实际效果，进而确保了医院运营与发展之路始终处于平稳发展态势。

二、S医院财务信息化建设情况

S医院财务系统使用了国内主流厂商研发的医院资源规划系统 HRP（Hospital Resource Planning），包括会计核算、预算管理、科研管理、物流管理和成本核算等模块。2019年政府会计制度改革之后，S医院对HRP系统对应模块进行了更新，实现了财务会计和预算会计自动双记账等功能。虽然 S医院财务已经实现了一定程度上的信息化，但是仔细研究就会发现，其实这种信息化建设已经逐渐走上了传统管理的老路，专业化分工明确，各模块单独建设，业务间壁垒初步形成。在这种信息化建设思路下可以看到，存在着会计核算和预算管理模块无法直接挂钩，账务处理和预算核销不能通过系统自动同步，科研和预算管理模块无法有效信息互通、需要两个系统分别录入，成本核算无法直接在会计核算模块中获取数据等问题。

信息孤岛是引发以上问题的主要诱因。S医院在实际操作过程中，使用了很多来自不同厂商的信息化产品，造成数据在多个信息系统中滞留、分割。事实上，S医院之所以选择不同的厂家和供应商分别定制产品和模块，有其历史原因和无奈之处。即使新建的公立医院可以选择全套定制产品，但在未来新业务不断扩展、业财融合边界不断突破的时候，也会遇到信息化产品覆盖的盲区，依然可能碰到系统独立、数据分割、沟通遇阻的困境。

三、S医院主要财务流程

S医院财务流程除了依托上文提到的数据运转流程之外，根据业务类型的不同还分别设计了各自的财务流程。

（一）预算管理流程

就 S 医院运营全过程而言，业财融合成为预算管理阶段所采用的工作模式，并且在预算管理流程方面依托信息技术实现流程的高度细化。S 医院建立了以职工代表大会、党委会、院长办公室为主体的全面预算管理委员会组织体系，确保预算管理工作能够实现全员化、全过程、全方位高度覆盖，进而确保医院优势业务能够得到充分体现。在此过程中，预算编制工作的全面开展高度坚持院领导和归口部门的统一管理，始终秉承"上下合作、分级负责"的理念，确保预算编制工作科学合理进行。除此之外，在预算编制方法上，下级有关部门逐级上报，在全面预算管理委员会全面分析、综合考量、科学测算、统筹管理的基础上全面落实，之后再通过院级会议或党委会讨论，以及职工代表大会批复之后，制定医院年度预算额度，并根据各预算责任部门的责任目标进行逐层分解，最终落实到各个预算责任部门，进而让各责任部门从中高度明确自身所肩负的职责与权利。在此流程中，S 医院高度强调医院年度预算总目标必须在经过院级会议和党委会讨论通过的基础上，将其提交至上级主管部门审批，审批通过之后要以审批要求严格落实预算工作，并且在年度预算指标正式下达至下级部门之后，预算部门必须严格遵守上级部门所提出的预算要求开展工作。除此之外，在财务部门各项工作的全面开展过程中，S 医院高度重视对预算管理工作的全方位监督，所负责分管的院领导要为之提供全面指导，预算归口部门要对三级预算执行部门负责，并且为之提供有效监督，而三级预算执行部门的负责人应担任本部门预算执行全过程的第一责任人。由此可见，S 医院预算管理流程具备高度的科学化和系统化，并且也形成了一套完整的预算管理评价与监督机制，能够为医院运营的全过程和充分彰显优势业务提供有力保证。接下来本书就通过图 8-16 对 S 医院预算管理流程加以展示。

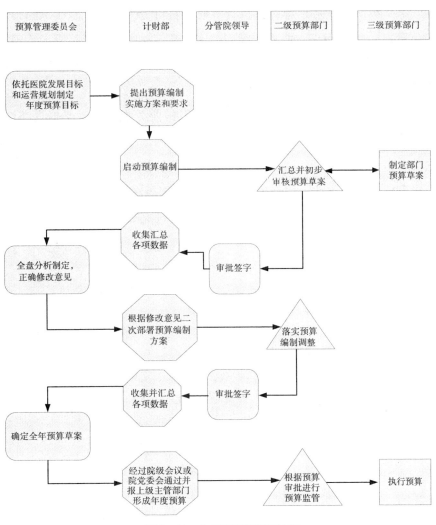

图 8-16 S 医院预算管理流程

（二）财务报账流程

S 医院财务报账流程实行"归口管理、逐级审批、分级负责"的管理制度，逐级履行审批程序，严肃工作流程和纪律。S 医院财务报账具体流程如图 8-17 所示。

第一级次为业务申办科室负责人或项目负责人,第二级次为归口部门负责人(预算归口、业务职能归口),第三级次为分管院领导(预算归口、业务职能归口),第四级次为财务负责人、总会计师,第五级次为院长。

各级次的工作职责:第一级次负责审核业务真实性、票据真实性、是否符合预算管理要求、是否符合医院各项内部控制管理要求;第二级次负责审核业务合理性、有无预算额度、预算执行的规范性;第三级次负责审核业务合理性、预算执行规范性;第四级次负责审核手续完整性,辨别票据真伪,审核预算管理、内部控制管理完成情况;第五级次负责在宏观层面进行决策审核。

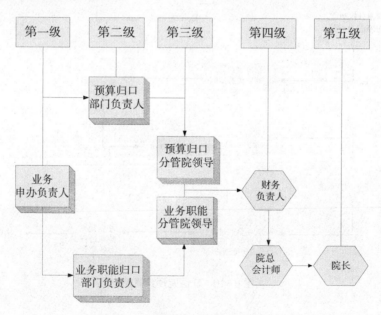

图 8-17 S 医院财务报账具体流程

(三)成本核算流程

S 医院的成本管理对象主要还是科室成本。依据科室服务性质,将科室划分为四类,主要包括临床服务类、医疗技术类、医疗辅助类和机关后勤类。S医院每个月抓取成本数据，以科室为单位进行统计，并用于后续绩效管理等工作。近年来，S医院也在探索项目成本、病种成本和全成本，虽然取得了一定突破和成绩，但还未搭建出完善的成本管理体系。

四、基于业财融合的S医院财务流程优化的目标与思路

S医院以业财融合为理想目标状态，以财务流程再造为手段，结合财务流程现状和存在的问题，对财务流程进行优化。通过完善制度、设计部门间协作程序、引入新型智能信息化工具等途径，优化部分财务流程，达到提升财务工作质量和效率、强化财务和业务衔接的目标。

（一）财务流程优化的目标

基于业财融合的S医院财务流程优化目标可以描述为，依托信息化技术，建立一套具有S医院特色、权责清晰、内部控制得当、成本管控到位、兼顾效益与效率的财务流程，促进医院健康发展。具体来说，就是以信息化为载体，以会计核算为基础，以绩效管理为手段，以预算管理为目标，以运营管理为导向，激活沉睡数据价值，打通现有业务系统，将业务、财务流程有机融合，为医院运营创造价值。

（二）财务流程优化的思路

公立医院财务流程优化是一项漫长而浩大的工程，任何组织和成员都不能产生毕其功于一役的想法。财务流程优化是与发展战略紧密相关的。财务流程优化中最重要的一环就是确定优化思路和方向，要注意站在战略高度对财务流程优化进行规划，秉承战略性、适用性、目标导向、效率效益优先等原则。规划思路时要坚持三个层面同步推进：一是充分认识到组织形态之于流程的重要性，通过优化财务组织架构给财务流程运转创造积极条件；二是打破职能部门职责边界，以财务为价值链核心设计流程运转路线，确保数据信息传递顺畅，促进组织架构转型；三是

实现系统间数据同步共享，建立财务数据共享中心。

1. 优化组织架构

传统的财务架构中明确了财务相关科室和岗位设置，但是财务采用的是层级的垂直管理模式，这就使任何重要的财务流程在财务内部都需要经过多级审核和签批，消耗时间和精力，降低了工作效率。同时，由于岗位设置存在着一定的滞后、交叉和空白区域，也不可避免地存在着一人多岗或一岗多责的现象，一旦具体工作人员离岗或者出差，相关工作就很可能停滞，这些都不利于财务信息的顺畅运转。有学者提出，解决组织流程问题是实现价值增值的前提条件，其方法之一就是对内部垂直型的管理层级进行解构和扁平化处理。S 医院可以调整财务组织架构，对其进行扁平化处理，根据业务内容施行分级授权，授权并强化责任落实，压减财务信息传递流程，从职能型向流程型转变。

S 医院可以将过去垂直型管理结构，转型为以财务数据共享中心为核心、以财务核算为基础、以财务管理为依托、运营管理宏观调控的动态运转结构。在这种运转结构下，多级部门都直接关联财务数据共享中心，可直接完成数据上传与下载，保证了价值同等、数据同源、更新同步。其优势主要有三点：一是从根本上消除了运营管理处等管理类科室高人一等的错误思想，重新激发了以财务核算处为代表的基础管理部门的工作热情和积极性；二是实现了数据口径、存取规则和衡量标准的统一，极大降低了统计、合并数据消耗的时间成本和差错率；三是激活了财务核算处、财务管理处和运营管理处以数据为载体的交流沟通机制，三者互为数据供需关系，互为检验数据对象，互相推动管理水平提升。

2. 重视制度保障

如今谈到业财融合和流程再造，人们更多的关注点都聚焦在信息技术，甚至有人认为只要用好"大智移云"（大数据、智能化、物联网、移动互联网、云计算）等信息技术就能够实现流程最优化，这是错误的。业财融合并不是一项技术，只是管理水平不断发展产生的一种结果和要求，早在信息技术成熟之前就出现了。只是那时候的融合还停留在初级阶段，更多依靠人工传递信息，不能保证质量和速度。信息技术的成熟大幅度提升了信息传递、加工整合、沟通共享的能力，为实现业财融合的高级阶段创造了技术支持。

制度是实现管理目标的根本，不管现代信息技术如何发达，实现健康有序的业财融合都不能完全依靠财务或业务人员的个人认知、专业能力，科学合理的制度约束才是业财稳步融合的基础和保证。当前医院对管理会计和业财融合的应用，过分依赖其工具属性，但忽略了它们制度属性的重要作用。而制度属性可看作管理会计发挥作用的根本保证，在某种程度上决定着应用效果。同时，有调查结果显示流程管理失败的一大原因就是缺乏管理会计等制度的支持。

3. 促进互联互通

S医院开展信息化建设已有一段时间，但系统之间融合性不足，有信息运转不畅、阻塞甚至停滞的现象。

信息化建设应当有完善的顶层设计，否则极有可能最开始就埋下失败的种子。S医院很多工作流程没有形成管理闭环，信息衔接存在困难。有学者提出信息技术配套是将来业务和财务流程优化创新的基础。由此可见S医院对现有信息系统进行整合升级尤为紧迫。

推进信息系统互联互通分为三个层级：一是院内系统的互联互通，如已经投入使用的HIS、LIS、PACS、HRP、SPD、OA等；二是院外系统的互联互通，如医院和医保地纬系统、银行结算系统和供应商采购系统等；三是业务系统和财务系统的互联互通，如HIS和HRP、SPD和HRP等，通过互联互通最终形成财务数据集成平台。

4. 运用信息技术

有学者认为，业财融合是业务流、资金流、数据流、信息流的共享，由此可见流程再造是业财融合的重要内容，而现代信息技术则是流程再造的重要武器。

机器人流程自动化系统（RPA）是流程管理信息技术的典型代表，它能够模仿、代替终端用户在电脑端的手动操作，从而实现手动操作流程的自动化。

RPA 实施的第一步就是流程需求梳理，即从流程、系统、规则、数据等维度对 S 医院的财务流程进行归纳和描述，在这个过程中要充分考虑流程的可操作性、准确性和完整性。完整的财务流程在 RPA 上再现之后，可以将相关业务流程嵌入其中环节，实现流程层面的业财融合。当然，业务流程的实现仅仅通过 RPA 程序是无法完成的，还需要借助报账机器人、高速扫描仪、OCR 识别技术等信息化产品的共同应用。

在操作时，业务人员简单手动操作后，后续步骤为 RPA 调用高速扫描仪、电脑应用软件和 HIS 系统自动完成。可以看到，除了放置发票这一操作之外，业务人员几乎不需要任何操作，就可以通过事先预置好的 RPA 流程完成发票登记、发票验真、信息匹配、发票入库等财务数据采集工作，实现了高度的自动化。

五、S 医院四大传统财务流程概述

就以往 S 医院传统财务流程来看，其呈现出的特点明显，但在报账、门诊、住院、耗材四方面的财务流程方面，所体现出的局限性更是明显，与新医疗体制改革深化落实的时代大背景并不相符。将传统财务流程的局限性予以明确必然能够衬托出业财融合视角下的财务流程所具有的高度创新性，能够满足当前新医疗体制深化改革所提出的新要求。下面就立足 S 医院四大传统财务流程做出系统性概述。

（一）传统财务流程视角下的 S 医院财务报账流程

对 S 医院传统的财务报账申请而言，其采用的是人工添加财务报账申请单的方式开展该项工作。其间，业务经办人员必须根据业务类型准确判断应该填写的财务报账申请单据的类型，并且要准确计算所要申请的报账费用、正确填写相关报账申请单、明确预算归口部门和成本归口部门，除此之外，业务经办人员要自行联系科室负责人和相关部门分管领导，并申请其在报销审批单中签章。该财务报账流程无疑具有极强的烦琐性和复杂性，环节多导致出错率较高，进而导致财务报账审批流程的运行效率较低。在S医院的传统财务报账审批流程之中，将其完成往往需要2个星期，而进入财务审核与批复流程往往会因为填写错误而无法继续进行，需要不断地退回由业务经办人员重新填写并继续重复上述流程，于是通常财务报账审批流程全部结束要耗时近一月，甚至更多，这不仅严重影响了业务人员和财务人员的工作热情，而且会导致业务经办人员对财务人员的工作满意度的下降。S医院传统报账流程如表8-16所示。

表8-16 S医院传统报账流程

财务报账流程序号	具体流程	核心环节	相关人员	实质性内容
1	报账准备流程	备齐初始凭证	业务经办人	相关工作人员备齐有关报账材料
2		申领财务报账单	业务经办人和财务报账人员	去财务主管部门申领标准报账申请表
3		填写财务报账单	业务经办人	经办人规范填写报账申请表
4		提交所有相关材料	业务经办人和财务报账人员	财务会计进行报账申请单的初审
5		科室责任人签批	相关业务科室和归口管理部门	科室负责人予以审查、核实、确认
6		分管领导签批	业务分管部门	分管领导予以批示并签署相关意见

（续　表）

财务报账流程序号	具体流程	核心环节	相关人员	实质性内容
7	财务报账流程	审核提交的报账材料	业务经办人和财务报账人员	进行报账材料的全面审核
8		财务科室责任人签批	财务科室	财务主管部门负责人审查、核对、签字确认
9		院总会计师签批	财务工作分管部门	院总会计师签署有关报账材料审批意见
10		院长签批	院办	院长签署有关报账材料审批意见
11	报账后处理流程	支付报账款项	科室和部门出纳人员	根据报账材料审批意见支付
12		打印并粘贴报账回执单	科室和部门出纳人员	打印报账回执单
13		账务记账、粘贴	记账会计	系统化完成记账流程并粘贴回执单
14		财务稽查与复核	稽查与复核会计	审查并核对会计凭证材料
15		装订所有支付凭证	档案管理人员	装订并封存所有会计凭证材料

（二）传统财务流程视角下的 S 医院门诊服务流程

面对中国社会与国民经济发展水平的不断提升，社会对基本医疗卫生服务的需求日益增加，公立医院门诊就诊人数的不断增加正是最为直接，也是最为有力的说明，门诊接诊压力大也成为当前公立医院普遍的现象，S 医院日常运营过程自然也是如此。彻底改变这一现象不仅是 S 医院所面临的严峻挑战，而且是 S 医院日常运营所关注的焦点。就 S 医院传统门诊流程而言，主要包括入院、挂号、候诊、诊断、检查检验、诊断、取药、离院等流程，财务流程更是具有明显的复杂性。

（三）传统财务流程视角下的 S 医院住院流程

就影响公立医院社会满意度的主要因素而言，住院服务质量无疑是重要的影响因素之一，而全面提升住院服务质量也是公立医院日常运营的核心工作之一。再从公立医院未来发展的角度来看，在影响其未来可持续发展并最终走向高质量发展道路的因素中，住院服务质量也发挥着重要作用，直接关乎公立医院未来发展的功能定位，同时医疗、后勤、管理、保障功能必然会在住院服务环节得到充分体现。住院流程无疑是住院服务质量的一个侧面。针对于此，国务院在 2016 年颁布的《"十三五"卫生与健康规划》中，就明确指出公立医院要简化入院和出院流程，并做到管理工作迈向扁平化，确保为患者提供理想的就医体验。S 医院传统住院财务流程如表 8-17 所示。

表8-17 S医院传统住院财务流程

财务项目序号	具体流程	核心环节	相关部门	实质性内容
1	住院前准备流程	办理住院手续	住院窗口	患者领取入院凭证
2		医保审核	医保办公室	医疗保险的性质审核
3		预交住院金	住院窗口	办理医保关联并缴纳住院押金
4		确认手术费及账目记录	财务中心	确认手术费及账目记录
5	住院流程	住院费缴纳	住院窗口	缴纳住院相关费用
6		确认手术费及账目记录	财务中心	确认手术费及账目记录
7	费用结算流程	结算办理	住院窗口	住院所有费用核对
8		上传相关费用信息	住院窗口	相关费用信息上传至医疗保险管理部门
9		收款结算	住院窗口	住院费用结余
10		确认手术费及账目记录	财务中心	确认手术费及账目记录
11		医保报销款项处理	财务中心	医保报销核对等相关事宜

（四）传统财务流程视角下的耗材财务流程

耗材是医院日常运营需要的主要材料，随着医院规模和医疗卫生服务水平的提升，耗材使用量也随之增加，科学合理的耗材管理对医院而言也越发重要。

S医院近年来耗材使用规模整体呈现上升趋势，耗占比一直控制在17%左右，说明S医院在耗材管控方面做了一定的工作。

如今市场竞争越来越激烈，控制物流成本是获取竞争优势的重要手段。传统耗材财务流程一般是以人工方式进行的，造成了大量的管理盲区，存在着入库与出库相分离、重采购轻管理、局部与整体协调不足等现象，导致了物流配送运转不畅、数据统计效率低、错误频出等问题，大量的发票、物流单据占据了财务人员绝大多数的工作时间，使其根本无暇顾及管理层面的工作，满负荷运转的耗材财务管理难以有任何优化的空间和余地。

六、传统财务流程的分析与评价

（一）传统财务报账流程的分析与评价

就该院传统财务报账流程而言，流程复杂、环节较多、错综复杂是最为直观的特点表现，对该院各项业务的运行与发展的推动作用有限，甚至有时会带来一定的阻碍作用。接下来本书就针对S医院传统财务报账的基本流程进行深入分析，并从中做出相关评价。

从成本角度进行分析，在该院传统的财务报账流程中，有一些低效环节和无效审批环节，这样不仅严重降低了财务管理部门工作人员的积极性，而且让主管部门负责人的审批权力变得弱化，进而造成很多工作环节既增加了成本，又难以呈现出较为理想的财务管理效果。除此之外，在该管理流程的运转过程中，需要有充足的人力资源作为支撑条件，故而人力成本的浪费现象也较为明显，财务报账审批流程的周期也在无形中增加，同时也造成了时间成本的提高。

从时间角度进行分析，该院传统的财务报账流程之中，每一笔费用都需要进行全流程的签批，从科室负责人到归口负责人，再到分管财务工作的领导，直至院长都需要进行批复，在此之后才能将审批后的报账单流转至报账员和出纳手中。其间，所要经过的环节众多，报账全流程的流转时间较长，占用各部门的工作时间较长，由此也导致财务报账工作的低效性明显。

从服务角度进行分析，财务报账流程是要对全体工作人员提供报账申请、报账审批、资金划拨等服务，确保各项工作能够顺利进行。从该院传统的财务报账流程来看，层层审批固然可以加强财务报账工作的规范性与严谨性，但是医院医疗服务业务在快速增长，财务报账需求在不断扩大，层层报账审批必然会增加审批环节的工作量，在此状态之下不免会有"走形式"的情况产生，报账审批环节不仅不能保证工作质量，还会导致审批流程用时过长的情况出现。经过上述报账审批流程之后，交到报账员手中的相关材料的准确性往往不能得到充分保证，一旦出现错误就需要重新再走一次审批流程，这样不仅给财务报账工作带来巨大压力，而且对全院工作人员所提供的报账服务大打折扣。

从满意度角度进行分析，该院传统的财务报账流程无论是在财务管理工作人员方面，还是在提交报账审批流程的科室工作人员方面，都存在不足。前者在工作量上要面对巨大的压力，后者要经过较长的等候时间才能完成报账审批和划拨，这很可能会使财务管理工作人员和科室或部门人员产生一定的情绪波动。与此同时，报账审批速度较慢，会导致科室或部门与之相关的工作无法顺利进行，这样财务管理工作人员和科室或部门工作人员难免会产生一些不满，进而导致相互抱怨、难以理解、无法沟通与合作的局面产生，久而久之双方的工作满意度会大幅下降，全院各项业务开展的高效性也会受到影响。

（二）传统门诊财务流程的分析与评价

可以基于 ASME 流程分析法，对患者入院到离院的门诊就诊步骤进行全流程分析。通过列举门诊就诊所有步骤，可以清楚地展现每个步骤的具体内容，快速、细致地展现出步骤的价值和意义。

S 医院门诊就诊流程总共有 34 个主要步骤。整个流程冗长、繁杂，而主要产生价值的即患者需要的只有"诊治"这个步骤，包括初诊、检查检验、复诊、取药和输液 5 步，占整个流程的比率约为 15%；而 11 次移动和 9 次排队则分别约占整个流程的 32% 和 26%，合计占比超过 58%，这两项均为低效或无效的非增值流程，不仅不能为医院和患者创造价值，还需要医院安排人力维护秩序，反而提高了管理成本，非常影响医院工作效率和患者就诊体验。

（三）传统住院财务流程的分析与评价

住院治疗和门诊就诊的本质不同，门诊就诊通常是一次性或者较短期的行为，通常在当天就可完成，而住院治疗则需要在一段时间内反复重复相关循环，因此不便使用 ASME 流程分析法进行分析。

从时间成本角度看，传统住院业务中的预交金缴纳和结算流程十分烦琐，患者需要经常往返于治疗科室和住院部窗口之间，排队、等待，这些都是不创造价值的无效付出，是浪费的时间，容易给患者造成较差的住院体验。

从服务角度看，有时候患者为了拿到保险公司的垫付款，需要多次往返于护士站、住院部和财务部之间，服务体验较差。

从运营角度看，患者的每次诉求都需要医院的回应，患者频繁奔走是对人力和物力的浪费，因此应该尽量压缩和减少患者奔走次数，进一步减轻医务和财务人员的无效工作量，帮助他们把精力用在优化服务、提升工作质量上，充分体现运营效率。

（四）传统耗材和物资财务流程分析与评价

在S医院传统医疗耗材和物资财务流程方面，主要针对其采购流程进行分析和评价。在该院医疗耗材和物资的采购过程中，通常是由各科室和部门提出具体的采购需求，库房管理人员则在规定的时间段内完成汇总和统计，之后则是根据以往的工作经验预估医疗耗材和物资的使用量，然后再提交至医疗耗材和物资采购部门。此后采购部门则通知合作的供应商对该院进行供货，并且完成验收、入库、领用等环节。在此期间，财务管理人员深入全过程之中，针对入库情况和领用情况进行记账，并且对采购的货款进行支付和记录。该医疗耗材和物资财务流程中，采购的量完全依赖工作人员的经验，库房管理人员只是负责对库房进行看管和申报，并没有体现出具体的管理职能。同时，财务管理工作则是被放在了第二位，仅仅针对采购环节进行核算，未能对库存管理和资金管理进行有效的优化和配置，由此也经常出现医疗耗材和物资积压、资金严重占用、高消耗类的医疗耗材和物资存量不足、资金周转不利的现象。在这一过程里，财务管理工作很难发挥出账务数据分析、科学判断业务发展规律、有针对性地对运营管理提供有效建议的作用。

从成本角度分析，在医疗耗材或物资的采购过程中，物流成本的有效控制是至关重要的一项，其中既要考虑运输、装卸、仓储过程中的费用，又要考虑存储、信息处理、管理等成本。传统医疗耗材和物资管理的财务流程未能做到高度明确以上所阐述的显性成本和隐性成本，这样就导致科室之间在医疗耗材和物资的使用方面并不会进行准确计量。低值耗材的领取方式通常以箱为单位，一旦开封则按照整箱成本计入，这样就造成了在以后的工作中慢慢进行使用和分摊成本的局面产生，同时也意味着耗材财务计量方式与实际使用过程的计量方式存在本质不同，成本虚增更是不争的事实，财务数据的真实性由此也受到严重的影响。

从运营角度分析，上述现象的存在导致该院在进行医疗耗材和物资采购过程中，管理部门无法对其供货情况、材料质量稳定性、科室需求程度进行及时、有效的了解，因此所生成的耗材和物资财务分析报告和运营报告的客观性和真实性都会随之受到严重影响，这对有效指导该院运营全过程不能发挥明显作用，全院医疗耗材与物资管理业务开展的效果自然不言而喻。

从风险角度分析，在该院传统的耗材和物资财务流程中，并没有设置医疗耗材和物资使用提醒和预警系统，对于供货商的管理也没有具体的管理流程和措施，存在医疗耗材采购不经政府部门进行招标、医院直接进行采购的现象，并且在票据方面主要以纸质票据为主，进而也导致票据的真实性并不能得到有力保证，这无疑给医院财务和运营全过程带来不可预知的风险。

七、基于业财融合视角的财务流程优化路径

（一）基于业财融合角度的财务报账流程评价

1. 制度更新

修订完善适合医院业财融合发展的报账制度。在信息化技术高度发展的时代，必须将发展的思维融入制度设计，结合较为前沿、稳定的信息管理工具，重新构思现行报账制度的合理性和科学性，重制工作流程并使其与资金流相一致新制度和流程既要保障制度的严谨性，又要注重能够有效控制信息化带来的系统风险，同时确保可操作性和简便性，防止出现因思维固化等原因造成的制度、流程和信息化工具不匹配的现象。

2. 流程更新

首先是建立影像数据中心。报账系统的实现离不开数据的电子化存储，更离不开纸质资料的影像化，因此建立影像数据中心是实现线上报账流程优化的必然前提和重要基础。影像管理通常包括扫描、识别、归档、存储和查询等功能，除了对表单、住宿发票、车票等结构化数据进

行相关操作之外，还需要对报表、图片和音像文件的非结构化数据的管理。

其次是有针对性地改变工作流程，以电子数据的流转路径取代纸质运转流程，按照电子数据的收集、传递、存储和调阅流程，重新构思设计新流程。

3. 更新人员配置

为了更好地与新技术、新系统配套，传统财务报账人员应进行转型升级。首先，从观念上破除陈旧的以财务审核为中心的本位主义，转变为以服务职工、服务患者为根本导向的新工作模式；其次，要进行知识结构的调整，主动学习信息化知识，了解探索 OCR、NLP、RPA 等技术在医院财务的基本应用场景，为系统的不断迭代升级做好智力支持。

4. 信息化设计

通过架设移动端和电脑端报账系统，将财务报账系统与互联网差旅系统集成，业务人员只需要在手机上下载移动报账 App，就可以随时随地提出报账申请，并上传报账原始票据。具体操作如下：业务人员登录个人工号，选择要报账的票据类型，如住宿发票、火车票、机票等并拍照上传，同时上传会议或者培训通知等佐证材料；系统自动扫描通知关键字并匹配核定费用合理性，如发现超标等情况会发出警告并提示业务人员相关报账标准；对于符合报账规定的单据，系统会自动推送至下一审批层级。在这样的模式之下，业务人员不再需要记忆复杂的预算归口、成本归口、报账标准，也不用打印大堆纸质材料，更不用跑遍全院相关科室履行签批程序。同时系统会记录业务发生时间，方便追溯和分析超时业务，杜绝以往单据无人问津甚至遗漏、丢失的现象发生。

（二）基于业财融合视角的门诊财务流程优化

就 S 医院传统门诊财务流程的环节构成来看，涉及"缴费"和"排队"的环节共有 9 个，占到财务流程环节总和的 35%，并且一部分环节并没有存在的意义。这些环节是全面优化和重组该院门诊财务流程的重要突破口，也是全面提高门诊财务管理工作效率的重要抓手，还是该院基于业财融合角度的门诊财务流程构建的主要方向。

在此基础之上，该院明确基于业财融合角度的门诊财务流程构建原则，即始终秉承全院医疗服务的公益性本质，强调对患者的人文关怀最大化，各项财务管理工作的全面开展都要以患者为中心，各项措施的制定与出台都要深刻考虑患者的感受。以此为基础，该院门诊财务流程优化明确了具体路线和措施，即立足患者的具体需求，根据其重要性程度对门诊财务流程的各个环节进行排序，并以信息化平台和工具为途径，尽量减少患者及家属排队等候时间，让无效的财务流程能够实现彻底剔除，进而提高各项财务和管理工作的质量和效率。

在新流程中，门诊科与医院财务部、医务部、护理部、医技科等科室和部门形成密切协同的关系，统筹兼顾医院、职工、患者之间的三方需求，将门诊财务流程最终打造成为具有业财融合特色的优质服务流程。

在此期间，该院主要通过五项措施将其转化为现实：一是全面加大综合自助服务设备的投放力度，让门诊就诊患者能够减少窗口缴费排队时间，同时在一定程度上减轻财务和财务管理岗位的工作压力；二是以财务管理部门和院信息中心为主体，大力开展线上支付平台的建设并加大应用力度，确保门诊就诊患者和家属通过线上操作就能完成门诊预约挂号、缴费、充值等业务，同时支持各种线上缴费方式，为患者和家属提供除综合自助服务设备自助缴费之外的又一缴费新渠道；三是大力开通线上门诊预约挂号服务，患者和家属可通过电话、互联网、智能手机等完成预约挂号和缴费，最大程度减少挂号排队缴费时间的同时，还能让患者根据预约挂号的时间自行合理把控门诊就诊时间，在一定程度上还能降低门诊财务工作人员的工作压力；四是全面开通医院客户端，让患者及家属通过客户端查询各项检查、化验、缴费情况，并向患者提供相关电子凭证，减少患者化验、检验、各项结算的等候时间，并降低医院门诊财务及管理人员工作压力；五是建立门诊自动买药、发药、取药、缴费系统，患者通过刷医保卡就可直接在药房自主服务机完成签到与药费核算工作，并随即进行取药，避免在药房核算药费和取药环节再经过窗口排队，这不仅能提高门诊科运营效率，而且使财务部门的工作压力在一定程度上得到降低。

（三）基于业财融合视角的住院财务流程优化

在业财融合前提下的 S 医院住院财务流程之中，患者在门诊办理入院手续之后，在门诊就诊窗口可直接办理对应科室住院手续，并且缴纳相对应的住院押金，无须再凭借入院证明进入病区排队办理入院手续和缴纳相应的住院押金，进而减少患者在排队办理住院手续的时间，实现门诊与住院两个财务系统之间的有效衔接。在业财融合模式之下，住院结算还全面开展了床旁阶段业务，让患者可以不走出护理范围就能够缴纳各种住院费用，同时护士站可查询各项收费明细，并送至患者手中，让患者住院期间能够实现"零跑腿"，最大程度为患者提供较为理想的诊疗体验感。除此之外，该院还积极开通微信公众号、支付宝、华为支付、苹果支付等线上支付渠道，患者住院期间可随时随地缴纳住院费用以及查看相关信息。患者住院期间，患者本人或陪床家属可通过关注医院微信公众号的方式，或绑定医院支付宝账号的方式，进行住院期间的各项充值缴费，同时也可通过这两种渠道申请退还住院期间的剩余费用，进而可在一定程度上减少缴费过程的排队困扰。

与此同时，该院还强调服务无边界，积极打破地域层面的局限性，为患者住院提供更多的便利条件。具体操作包括四方面：一是全面提升全院医务人员、行政人员、管理岗位人员的服务能力，注重对人才的全面培养，让全院上下实现一体化管理；二是加强住院部财务管理工作人员的临岗指导，让财务人员能够详细了解财务流程的具体实践操作，并鼓励财务管理人员能够深入患者之中，帮助其解决充值缴费等环节遇到的困难；三是将个性化服务落实于每一位住院患者，对窗口办理的业务进行合理精简，加强窗口信息公示，对电子票据的作用和意义进行全面宣传，让患者住院治疗期间的满意度能够得到大幅提升；四是住院部全面建立起大数据共享平台和统一科室字典，让患者在入院治疗期间的所有信息能够做到互联互通，其中包括患者的基本信息、就诊过程中的详细资料、检查报告、化验结果等，确保通过患者通过就诊卡可一目了然，使患者无须到各窗口反复确认各种治疗信息，这无疑进一步提升了患者住院治疗过程中的满意程度。

（四）基于业财融合视角的耗材财务流程优化

随着医院物流管理水平不断提高，学者们开始将各种先进的管理思想和方法应用到医疗领域，提出了零库存等优化方法。针对前述耗材管理中存在的短板和问题，S 医院引入了 SPD 模式进行整合和优化。S（Supply）是指供应管理，P（Processing）是指分拆加工，D（Distribution）是指配送管理。SPD 系统具有如下优势：一是可以通过线上采购、分类采购和供应商筛选评价，实现供应链的优化；二是通过设立中心库、二级库，设置定数包、手术套包条码管理和库存预警，实现库存管理的优化；三是通过消耗自动监测、物联网技术和新型配送模式等，实现配送管理的优化；四是通过消耗量确定应付账款，实现资金使用效益的优化。

八、S 医院财务流程优化的成效分析

在前文中已经针对 S 医院业财融合视角下的财务流程优化的具体实施路径做出了明确阐述，接下来本书就立足 S 医院开展的业财融合财务具体实践，对在破除部门职能和业财服务边界方面取得的成效做出分析，希望能够为公立医院今后开展深度融合和建设智慧医院提供宝贵经验。

（一）科研报账流程优化成效

业财融合背景下的 S 医院财务报账流程与传统财务报账模式相比，已经有诸多方面得到系统性优化，让报账流程变得更简单、便捷、高效，其中科研报账流程优化所取得的成效明显。由于科研报账包括员工培训费、差旅费、会议费等多项报账内容，所涉及的部门更是包括金融机构、医疗耗材和物资供应商、医疗保险部门、酒店等，因此此次科研报账流程优化过程具有很强的颠覆性。在此期间，医院在保证日常业务活动有序运行的前提下，为了确保科研工作人员普遍能接受此次科研报账流程优化全过程，特别制定了以点带面、先急后缓、逐步深入的优化战略。其中，主要通过线上和线下宣讲、现场培训示范、电话沟通、工程师临岗操作示范和服务的方式，将该科研报账管理系统在全院科研部门进行全面推广。

另外，在此次科研报账流程优化过程中，一部分员工针对现有的科研报账制度持有不同观点和看法，这些观点更是集中指向日常科研管理工作。对此，S 医院为了更好地将这一情况有效改变，通过院党委、院办公室、职工代表大会共同商议，最终修订出一套完整的《科研经费使用与报销管理规定》。在该规定之中，明确指出科研报账工作的具体要求，以及相关经费的具体组成和报账流程的关键节点、工作流程、使用方向，并将冗余审批环节予以去除，同时还将科研项目负责人和相关经办人的责权予以高度明确，进而实现大幅度提升该院科研报账工作整体效率。

在管理系统的信息化建设方面，该院强调全院财务管理部门与科研部门之间全面建设和使用科研管理平台，并且随着新技术的不断出现，全院上下也在不断对其深度开发，让更多的临床科研人员能够使用高度信息化的科研报账平台，从而全面提升科研管理工作的便捷性。在该报账平台中，更是针对项目开展的实际情况、项目信息的实时查询、收入与支出、结余情况、线上预算调整、数据汇总与生成等功能进行了全面优化，实现了在最大程度上减轻科研工作中财务管理工作压力。

（二）门诊财务流程优化成效

随着我国社会与经济发展速度的不断加快，公众对基本医疗卫生服务的需求程度逐步提高，公立医院为全面满足社会发展的整体要求，在运营管理体系的建设与实践方面，正在向业财融合模式转变，并且众多医院已经取得了一系列丰硕成果。S医院在全面深化业财融合运营管理模式的道路中无疑取得了极具代表性的成效，其中在门诊财务流程方面所取得的成效明显。在此期间，信息化手段的应用全面提升了门诊服务质量，让传统的门诊就诊模式得到根本性转变，不仅门诊就诊量得到大幅提升，而且门诊财务管理水平也实现了全面提升，具体表现在以下三方面。

1. 门诊诊疗人次提升明显

调查显示，2015年S医院门诊接诊量为97.2万人次，2020年该院门诊接诊量已经达到124.3万人次，五年间平均以2.73%的幅度增长，总增长达到14.4%。虽然，2020年受到严重的不可抗力影响，S医院门诊接诊量并没有达到预期水平，但门诊就诊人次的增长幅度已经达到了高水平。

2. 门诊接诊效率有着显著提高

医院门诊科全面实行智慧导诊、多渠道分诊、线上看诊、线上充值、线上扣费、线上退款等服务，确保患者在门诊科多次往返各科室和收费处的情况不再出现，在极大程度上减少了患者就诊等候时间，从而也在极大程度上提升了门诊接诊效率。这也意味着门诊财务流程的工作效率得到全面提升，患者的就诊体验也从中得到明显提升。

3. 门诊服务渠道得到拓宽

在门诊科财务流程中，医院通过与各银行开展大力合作的方式，将综合自助服务机全面引入，确保患者通过自助服务机可以进行自主挂号、自主充值、自助查询扣费情况、自主取药、自助退卡。除此之外，门诊科还强调与微信、支付宝、华为支付、苹果支付等第三方支付渠道合作，力求门诊结算和收款的效率全面提升，让传统收款窗口财务人员得到转型和分流机会，从而在很大程度上提高了门诊财务流程的运行效率。

在此期间，门诊的就诊流程从传统的 34 个步骤减少为 18 个步骤，缩减率达到 47.06%。线上预约、线上缴费、线上电子发票等业务的全面开展是确保门诊流程实现有效缩减的关键所在。除此之外，患者所期望的"零诊治"流程已经占到门诊科各项流程的 28%，提升幅度已经接近 1倍。另外，需要移动和排队等候的诊疗流程缩减至 13 个，与传统门诊运转流程相比，已经降低 20%，这不仅有效提升了 S 医院门诊运转的整体效率，而且使财务管理工作质量和患者就诊满意度也实现了大幅提升。

（三）住院财务流程优化成效

住院业务是 S 医院日常运营的业务主体。随着时代与社会发展进程的不断加快，人们对于身体、心理、精神健康的重视程度逐渐提高，该院各病区办理入住院的人数增加，住院业务量呈现上升的趋势，住院押金和住院治疗费用收取的增长比例也在逐年大幅上升。面对这一挑战，该院当前已经可以从容应对，充分说明了该院住院财务管理流程的优化成效明显。该院在做到信息化管理的同时，还能确保管理流程的科学精简，全面提高住院管理流程的精细化与智能化。通过住院财务流程优化改造，2020 年第四季度病区护士站月入院登记占比分别达到 37.28%、37.35%、60.62%，这充分表明患者对于简化住院流程的诉求是强烈的，而通过这种持续性改进也可以有效提升服务水平。

通过该院公布的数据可以看出，床旁业务作为该院新开展的财务管理业务项目，在最初两个月之内并没有呈现出理想的业务开展效果，结算比例仅能实现占财务业务总额的 4.26% 和 5.33%。这一状况产生的原因主要在于，床旁缴费业务需要与医保部门之间形成接口转换，同时还要严格按照最新的医保政策来执行，护理人员在一段时间之内很难让自身具备以上操作能力。另外，有一部分患者年龄偏大，在线上缴费方面存在明显的不适应，依然选择现金缴费，而该院现金缴费窗口较少，这方面业务的开展还不能全面满足患者需要。对此，医院为了更好地改变这一局面，制定并实施了具体和行之有效的措施，主要包括三方面：首先是强化护理人员在这一方面的培训力度，其次是根据护理人员在这一方面的工作量进行绩效奖励，最后则是进一步提升住院部信息化水平，进而让住院治疗的患者数量与床旁结算的比重能够实现迅速上升。这样不仅能将住院部护理人员的工作热情极大程度地激发出来，而且能全面加快医院床旁一站式服务发展的脚步。2021年首月该院床旁结算在住院结算总量中已经占到46.17%，而这也充分说明住院财务管理流程的优化与绩效强化相结合能够呈现理想的叠加效果。

（四）耗材财务流程优化成效

S医院在2020年引进SPD信息管理系统，截至目前已经对该系统进行了全面运用，进而逐步将传统的物资管理系统淘汰，让新系统在物资供给、物资拆分、物资配送方面所具有的优越性得到充分彰显，确保全院医疗物资管理实现质的飞跃，其效率实现大幅度提升。接下来本书就通过表格将传统耗材管理模式与SPD管理模式对比情况予以直观呈现，具体如表8-18所示。

表8-18　S医院传统耗材管理模式与SPD管理模式对比

对比项目	传统耗材管理模式	SPD 管理模式
库房存量合理程度	通过经验判断	以信息系统数据分析的结果作为耗材准备的重要依据
耗材库存补充方式	由各科室、部门预先申报	库存补充方式为定数化自动补充
耗材库房存量周转方式	14 天为一个周期	5 天为一个周期

（续 表）

对比项目	传统耗材管理模式	SPD 管理模式
耗材存量管理	由临床护士负责	管理系统实施进行耗材存量监控
耗材使用情况记录方法	无	管理系统自动进行耗材使用情况精准记录
结算与报销的方式	耗材与单据保持一致，并且履行财务规定的相关流程	耗材消耗之后管理系统自动将结算信息发送至财务部门
成本核算方法	未能保证与库房收入具有高度的匹配性	与收入之间实现精准化匹配
耗材浪费情况	无法进行全面预估	得到有效控制
耗材使用情况的可追溯性	很难进行耗材使用过程和具体情况的追溯	实现患者入院至耗材使用情况全过程追溯
耗材存放与领取使用	在耗材采购工作完成后置于三级库，领取方式则为一次性领取	定数包管理，扫码后即可领取

经统计，S 医院百元医疗收入消耗的卫生材料 2020 年同比增幅 2%，该数据远低于其他运营成本的增幅水平，显现出了其强大的耗材实时管控能力。但是也应该看到，由于投入时间尚短，其强大的供应室筛选能力、费用预测能力以及资源优化配置能力还未完全显现。同时医院还要关注 SPD 项目存在的相关风险。有研究认为，SPD 信息系统存在数据泄露、持续经营等风险且其监控机制尚不健全，医院要增强风险意识并注重防范。

本节在前文研究的基础上，总结提出了 S 医院财务流程的优化目标和思路框架，列举了财务报账、门诊财务、住院财务和耗材财务流程优化的具体应用，并对优化效果进行了总结。业财融合背景下的财务流程优化是一项系统、全面且长期延续的工程，需要财务人员积极提高认识、转变思维、破除局限，紧跟信息技术发展，及时修订制度和流程，确保改革工作取得实效，更好地服务于卫生健康事业。

第四节 精细化成本核算案例

精细化成本核算出效益。所谓的"效益"，也就是"效果"和"收益"。公立医院作为公益性医疗服务机构，肩负着很大的社会义务和社会责任，同时更肩负着可持续发展和高质量发展的重要任务。因此，在公立医院运营全过程中，效益最大化也是其发展的必然追求。随着我国新医疗体制改革的深化和现代医疗技术发展水平提升的速度不断加快，公立医院在追求效益最大化的道路中拥有了更多的理想条件，如何才能将其转化为现实，是摆在公立医院面前的头等大事，有效做到精细化成本核算无疑是一种明智之举。本节就以 Y 医院为例，针对其精细化成本核算方案做出系统性论述和分析，从中找出实现效益最大化的关键所在，希望能够为读者带来一定的启示作用。

一、Y 医院基本情况概述

Y 医院的建设时间为 1950 年 3 月，是一所县级公立医院，为二级甲等综合医院。Y 医院占地面积 23.8 万平方米，建筑面积 2.78 万平方米，拥有设施完备的门诊楼、住院楼，是该县唯一的二级甲等综合医院，担负着全县 45.3 万人的医疗、保健、突发公共事件医疗应急处置及对各乡（镇、街道）卫生院、社区卫生服务中心基层专业技术人员的培训和技术支援等工作。

Y 医院职工人员总数为 324 人，其中包括医生 132 人，护士 192 人，按职称来划分，高级职称 71 人，中级职称 112 人；编制床位 500 张，实际开放床位 300 张，设有 22 个临床科室、5 个医技辅助科室；有省级重点专科项目 2 个（儿科、妇产科），省级专家基层科研工作站 1 个（内分泌科）；与 A 省第一人民医院，L 市医科大学第一附属医院，Q 市第一人民医院、妇幼保健院以及中医院签订医疗联合体合作协议；在 2013 年顺利通过二级甲等综合医院评审。

本文选取 Y 医院 2019 年的数据进行研究。在收入方面，Y 医院收入核算项目主要有三类，分别是医疗收入、财政补助收入和其他收入。Y 医院 2019 年的医疗收入为 4768.22 万元，在医院总收入中占比为 94.99%，在业务收入中占比为 99.65%。当年财政补助收入达 188 万元，其他收入 12.1 万元。在支出方面，Y 医院的支出结构主要由三个部分构成，分别是医疗成本、其他支出、财政补助支出。计入医疗业务成本的部分是业务科室发生的耗费，行政后勤部门的耗费计入管理费用。Y 医院 2019 年的支出总额为 4442.23 万元，与 2018 年对比上升了 14.68%，其中，医疗成本相对 2018 年的数据上升了 10.31%。

二、作业成本法在 Y 医院成本核算中的应用分析及流程设计

由于成本核算方法的改变关乎成本核算结果的准确性能否得到有力保证，因此企事业单位、团体、组织、个人在改变固有的成本核算方式的过程中，必须针对其可行性、必要性做出具体分析，并对流程做出设计。也就是说，在改变固有成本核算方式之前，必须将正在运行的成本核算方式存在的弊端，以及所要采取的成本核算方式具有哪些优势、是否必须做出改变、改变之后怎样进行有效操作加以高度明确。

作业成本核算法又称 ABC 成本法、作业成本分析法、作业成本计算法。作业成本法的指导思想是"成本对象消耗作业，作业消耗资源"。作业成本法把直接成本和间接成本（包括期间费用）作为产品（服务）消耗作业的成本同等地对待，拓宽了成本的计算范围，使计算出来的产品（服务）成本更准确、真实。其中，"作业"是成本计算的核心和基本对象，"产品（服务）成本"是全部作业的成本总和，是实际耗用企（事）业资源成本的终结。接下来本书就针对作业成本法在 Y 医院成本核算中应用的可行性、必要性做出详尽分析并对流程设计做出阐述。

（一）可行性分析

作业成本法是确保成本核算高度科学与准确的理想方法，在公立医院成本核算工作中加以有效应用具有较为明显的可行性。Y 医院是一所公立医院，因此该成本核算方法在 Y 医院成本核算工作中的应用具有明显的可行性。以下就通过四方面对其可行性加以全面分析。

一是我国公立医院普遍具有综合性较强和医疗服务项目较为复杂两个重要特点，Y 医院自然也是如此。在该院的每一项业务流程中，无疑都涉及很大的工作量，并且各项业务流程的运转过程也都具有极高的挑战性，同时各业务流程也存在诸多交叉，进而导致全院的运营过程具有医疗服务项目收入相互交叉和错综复杂的特点，因此在成本核算方面也具有复杂和难度大两个工作特点，困难性自是不言而喻。

二是 Y 医院各医疗服务项目在向患者提供服务的方式上存在一定差异。众所周知，在不同的医疗服务项目中，受患者病情影响，医院必然会向患者提供有针对性的医疗服务措施，这样就导致在成本核算过程中，在成本分摊标准上需要适应差异，从而确保成本核算的科学性和系统性得到充分体现。Y 医院素以康复科作为特色科室，在该科室成本核算过程中，必须为之提供与之相适应的成本核算方法，而作业成本核算能够满足该要求。

三是该院在运营过程中，各项业务的间接费用占据一定的比例。在 Y 医院日常运营过程中，业务本身的多样性无疑会导致人力、物力、财力的大量投入，并且也会造成难以预估的消耗，而这些消耗也必然会导致全院上下间接成本的进一步增加，造成间接成本在全院日常运营的总成本中占有较高比例。财务管理部门在进行间接成本分摊的过程中，也需要进行大量的核算，并且核算过程具有较高的复杂性。作业成本核算方法恰恰是为间接成本所占比例较高的业务成本核算所设，能够让业务流程具有高度复杂性的成本核算过程实现科学化成本分配。因此，该成本核算方法在 Y 医院成本核算中具有较强的适用性，并且该院运营管理信息化建设水平已经达到基本要求，完全可以支持作业成本法的全面植入。

四是该院在运营管理体系全面深化道路中，已经设有专门的成本核算岗位，在运营管理体系信息化建设方面更是不断加大投入力度，已经具备全面开展作业成本核算业务流程的必要条件。伴随新医疗体制改革力度的不断加大，Y 医院始终根据新医疗体制改革不断提出的新要求，将运营管理体系的深度优化放在重要位置。在成本核算业务的流程优化方面，增设专门的会计核算岗位，加大财务管理体系信息化建设投入力度，确保财务管理信息系统不断升级，定期针对财务管理人员就信息系统相关内容不断进行培训、讲解、示范，确保成本核算岗位每一位工作人员都能熟练掌握该系统操作流程，由此为全面开展作业成本核算业务提供强有力的保障。

除此之外，Y 医院始终对医院内部环境进行深入分析，并且从中找出更多引入作业成本核算方法的优势条件，推动了该成本核算方法在该院成本核算工作中的全面应用成为现实，这无疑也是作业成本核算法在 Y 医院运营管理中全面落实的又一可行性因素。

（二）必要性分析

为了使成本核算的结果的真实性和客观性得到充分保证，在新医疗体制改革与落实不断深化的大背景之下，找出适合 Y 医院成本核算的方法自然成为关键中的关键。作业成本核算方法具有明显的优势，同时 Y 医院具备实行的可行性，接下来对实行的必要性进行系统性分析。必要性具体表现在以下三方面。

一是在全国所有公立医院运营与发展的全过程中，间接成本在全院成本总量中所占比例普遍较高，Y 医院作为二级公立医院也不例外，也具有这一共性特征。具体而言，全院上下间接成本数额远远低于直接成本数额，并且针对间接成本分配的方法是否合理直接决定全院成本核算结果的真实性和准确性。Y医院成本核算业务流程所采用的具体方法只能针对间接成本进行核算，并且将其作为成本分摊的主要标准，这具有滞后性，并不能保证全院成本核算结果的真实性和准确性。

因此，该医院需要在成本核算方法上另辟蹊径，而作业成本核算方法因其具有较为明显的优势，并且在该医院运营管理体系的优化中具有较强的适用性，因此可以将其视作较为理想的选择。这样不仅可以确保全院成本核算结果的真实性和准确性不断提升，而且能为全院运营与发展决策的制定提供客观的依据。

二是面对新医疗体制改革深化之路不断提出的新要求，深度加强全院员工绩效评价成为Y医院运营管理工作中必须高度关注的重点，这与全院医疗成本之间存在紧密的关联。其中，作业成本法的全面应用能够对全院工作人员的医疗服务效率和医疗服务工作质量进行科学计算，确保绩效评价的合理性得到全面提升，绩效考核的信息也具有极高的真实性、准确性、客观性。另外，在运用作业成本法进行全院工作人员绩效考核的过程中，需要各个科室和部门所有人员积极主动参与其中，这样无疑能够确保成本核算不再关注科室或部门的财务情况，而是针对各个岗位所产生的费用和支出情况进行全面核算，这更有利于全体医务人员建立成本控制的观念和意识。

三是全面应用作业成本法进行成本核算，能够为实现DRGs付费夯实基础。虽然Y医院只是县级公立医院，医疗服务项目的多样性体现并不明显，但是随着新医疗体制改革步伐的不断加快，全社会对基本医疗服务的需求正在不断增大，故而在未来的运营与发展道路中，医疗卫生服务项目必然也会呈现出高度的多样性这一基本特征。这也对该院基本医保结算提出了极高的要求，全面支持各种支付方式，并且能够按照医疗服务项目的不同、医疗服务单元的不同、病种的不同、人头数量的不同进行医疗费用支付和总额预付自然成为未来所要面对的挑战。对此，如何有效解决不同付费方式之间存在的矛盾就成为关注的重点，DRGs 付费方式恰恰可以将这一矛盾予以有效解决。作业成本核算方式的有效运用是 DRGs 付费方式得以有效运用的基础所在，而这也再度说明作业成本核算在 Y 医院成本核算业务中全面应用的必要性。

（三）基于作业成本法的 Y 医院成本核算流程设计

1. 成本核算体系目标

就 Y 医院中运用作业成本法进行核算的全过程而言，明确成本核算体系的具体目标是首要任务，原因在于该院在运营全过程中，各项业务会或多或少受到外界因素的影响甚至限制，因此在进行作业成本法应用路径的设计过程中，必须要有明确的科室或部门作为对象，以此去定具体的目标，如此方可呈现出该成本核算方法应用的具体价值。

针对于此，Y 医院选择具有代表性的科室作为应用对象，并且针对该成本作业法应用的具体措施和目标进行了全面分析，进而对该成本核算方法在全院上下应用的可行性和目标予以充分验证和说明。这无疑是该成本核算方法在 Y 医院成本核算流程中全面应用的主要目标所在，更是 Y 医院在运营管理体系深化改革道路中的颠覆性改变，充分体现了成本核算业务流程的创新发展。

2. 作业成本法在 Y 医院成本核算应用设计的思路

对要引入作业成本法的医院进行实地调研，对其环境进行深入了解是将作业成本法应用到其核算体系中的第一步。充分掌握医院的结构、经营活动与医疗业务流程包括其当前成本核算的方式等信息是确定以医院某科室作为研究对象、划分科室作业的基础。

要确定研究的目标科室，获取科室当前正在展开的医疗服务项目以及有关研究科室的所有基础数据。根据作业成本法的概念，作业是提供医疗服务整个过程中消耗资源的各项活动，一项医疗活动业务流程是由一系列作业构成的。在此基础之上，先对所有消耗资源的作业进行建立与确认，进行作业划分与作业中心的建立，再对整个医疗过程中所有消耗的资源进行归集整理，进行资源动因的确认，然后根据资源动因对资源成本向作业进行分配，根据作业成本动因归集分配各项作业成本，从而计算出医疗服务项目的总成本，单位成本依据项目例数进行计算。

3.Y 医院作业成本核算流程设计

在进行作业成本核算方法流程设计时需要明确一点，即无论是在作业成本法下对医院成本进行核算，还是在医院现行的成本核算方法下进行成本核算，其成本总量是不变的，作业成本法只是将其医疗成本总量按照一定标准进行了划分与相应分配，并且将间接费用的分摊考虑在内。由于医院的医疗服务特性，病患的实际情况要比研究中更为复杂，其复杂性导致医疗项目之间存在交叉情况，此处暂且不讨论此情况，即假设本科室只完成各自作业且不存在交叉作业。

（1）划分作业、建立作业中心。在企业中使用作业成本法进行核算的最终对象是企业的产品，将产品的概念类比到医院中，进行成本核算的最终对象为医院的医疗服务项目。从作业成本法的理论内涵来看，医院的各项作业消耗医疗资源，其原因就是医院的各项医疗服务项目的执行。因此，在将医疗服务项目看作产品时，作业就是为实现医疗服务项目所进行的各项业务活动。作业中心是作业的集合，而作业可以划分为作业中心里面更为细小的活动，因此在进行作业中心的建立时，需要对细微作业发生的因素以及细微作业之间是否具有相同或相似的特性进行分析、辨别，进而将流程中的细微作业分类划分进不同的作业中心里。需要注意的是，整个业务流程的发生不仅涉及各个作业组成联合体，而且涉及各个作业中心组合联合体，一系列业务流程的发生使不同作业中心链接形成作业链。

（2）资源耗费的归集与资源动因的确定。在作业活动中，基础要素是资源。能够成功且顺利将作业成本核算方法实施应用，首要的前提条件就是将资源成本库建立得准确且合理，将进行某项医疗项目所消耗的资源总量进行归集整合，确定资源项目，将其归集整理最后统一形成资源成本库。对于科室或部门产生的一些直接成本或者是间接成本，有可能存在无法将其直接或间接计入作业当中的情况，可按照实际情况进行分类，进而设定与其相关的资源动因。确定资源动因的方法有三种，各方法各有优缺点。使用回归法来对资源动因进行确认，可以让其计算最接近实际结果，但是计算复杂；使用经验法的优点是易判断、过程简易，但由于其主观性容易导致误差大；测量法对水电等资源动因的确定相较于前两种最为准确且客观，但能确定的范围有限，需要其资源可被观测到，且对设备要求较高。

（3）确定作业成本动因，计算医疗服务项目成本。作业成本动因与资源成本动因概念类似，但不同的是，作业成本动因是作业成本分配到各医疗项目中的依据。作业中心的数量与成本动因的数量呈正相关，因此作业中心的数量也决定了确定作业成本动因的工作量。确定作业动因之后，根据医疗项目对作业的消耗情况来对作业成本进行归集再分配，进而计算出医疗服务项目的成本。

三、Y 医院作业成本下的成本核算具体项目

在 Y 医院成本核算流程中，将科室和部门作为成本核算的基本单位，这也意味着成本核算的过程并未真正达到高度细化的状态。在该公立医院日常成本核算的过程中，将间接成本作为成本核算过程是将每个科室和部门的具体成本收入所占比例作为分摊标准。在成本核算的具体项目上，医疗成本的基本项目之间具有较为明显的一致性；在医疗成本消耗的内容方面，其绝大多数已经被纳入医院成本核算的范围。接下来本书就通过表格对 Y 医院成本核算具体项目加以明确，具体如表 8-19 所示。

表8-19　Y医院成本核算具体项目

医疗业务成本	参与人员的经费支出	定期支付的医院员工工资、奖金、津贴、有关补助，以及向其发放的具体福利方面的支出
	药品费用	在医疗服务项目经营的全过程中，实际消耗的药品费用支出
	卫生材料费用支出	在医疗经营过程中，各科室和部门实际消耗的医疗耗材费用支出
	固定资产折旧、维护、处置费用支出	按照医院具体的相关规定，对固定资产折旧、维护、保养、报废过程的费用支出
	医疗风险基金的提取	购买医疗风险保障条件的费用支出，以及医院处置医疗事故过程中的费用支出。
	其他相关费用支出	医院在全面提升医疗服务质量水平过程中，产生的一切活动费用和组织管理费用的支出，如医院用水、用电，相关办公费用支出等
有关管理费用		医院行政管理部门以及后勤保障部门在组织各项业务活动过程中所产生的所有费用支出，并且还包括行政部门和后勤管理部门的人员活动经费，以及离退休工作人员固定经费支出等
其他支出项目		除医疗服务业务和管理业务费用支出外的所有费用支出，如物资捐赠、物资损毁等费用支出

四、Y医院作业成本下的成本核算流程

　　Y医院以往的间接成本的分摊过程中，最主要的依据还是在于全院收入的总比例和全院所有员工的比例；在评价成本的频率方面，主要是每月进行一次成本评价。面对新医疗体制改革的全面深化与落实，该院财务管理工作随之做出了相应的规定，明确指出在成本核算工作中要明确设定与之相对应的工作岗位，并明确成本核算的具体制度，岗位工作人员必须将全院上下的支出情况予以系统性的轨迹记录和分配，同时还要形成系统性的成本报表。在全院成本数据汇总结果产生之后，要随之将其报表上传至财务核算人员，针对收支结余情况做出系统化核算。虽然该院属于县级公立医院，无论是在医院规模上，还是在医疗服务项目方面，与其他省级和市级公立医院之间并没有可比性，但是该院在成本

核算流程方面却具有极强的代表性，能够反映出该级别公立医院成本核算的最终目的，即有效进行全员的成本控制。

该院作业成本下的成本核算流程主要包括两方面：第一，财务管理部门要将医院每个科室和部门当月产生的全部支出进行系统性的统计，并且根据全院作业成本核算的相关规定，将数据上传至财务管理信息系统之中，财务管理部门可根据本院已经建成的 HIS 管理系统，将全部接收到的财务数据进行统计，并最终生成相关的成本数据。在成本数据全面形成之后，核算人员还要对其进行系统性和客观性的汇总，并形成一套高度完整的直接成本报表，其中要涵盖各科室和部门的直接成本数据。第二，财务管理部门中的核算人员要结合所生成的科室和部门直接成本数据，对医疗风险基金进行科学提取，并且之后再将各科室和部门的成本进行全面汇总，并通过医院三级成本分摊方法，将各科室的成本数据进行合理分摊。

需要特别注意的是，在该流程运行过程中，各科室和部门内部所有工作人员的工资和绩效要由各科室和部门内部负责核算，并将最终的核算结果提交至财务管理部门进行统一处理。具体而言，在医疗耗材和物资方面，后勤保障部门要负责将其分发至各科室和部门，并且要对后勤保障部门所有工作人员的工资与绩效进行核算，并将核算结果上交至财务管理部门。另外，在办公用品和行政物资损耗方面依然需要后勤保障科室进行成本核算。最后，各科室和部门的每月收支情况都由财务管理部门进行统一的整理，针对其绩效工资进行全面的核算并计入当月医院运营成本之中。

五、目标科室的确定

由于在公立医院运营全过程之中，业务流程往往会存在交叉性和复杂性两个基本特点，因此在探索成本作业法在成本核算过程中的运用效果时，将 Y 医院具体科室作为研究对象，从而说明该成本核算方法的应用价值所在。在这里，将康复科作为目标科室，对其作业成本法的运用情况进行系统化分析。选择该科室作为目标科室的原因主要包括以下三方面。

（一）康复科在该医院的重要性突出

康复科作为该医院特色科室，在该地区有着较大的社会影响力，因此康复科无论是在就诊量方面，还是在所提供的医疗服务项目方面，均排在全院首位。除此之外，该科室所涉及的医疗服务项目之间都具有明显的独立性，而这也意味着该科室无论是在资源共享方面，还是在医疗耗材和物资的使用方面，并不存在与其他科室之间相交叉的情况，因此该科室本身的固定资产的价值相较于其他科室更高，同时科室的间接成本比例相较于其他科室也更高。

（二）业务流程较为固定

由于该科室在医疗服务项目上具有较为明显的独立性，因此在业务流程方面不涉及转诊等情况，业务流程较为简单，与其他科室基本业务流程没有任何差异，所以能够充分体现作业成本法在成本核算中的应用效果。

（三）管理信息系统运行良好

就 Y 医院当前管理信息系统的建设情况来看，其已经实现 HIS 对科室的全覆盖，并且所具有的功能性较为突出；在实际应用方面，康复科则是首批使用该管理信息系统的科室，并且始终处于良好的运行状态，这无疑为检验作业成本法在成本核算中的应用效果提供了最基础也是最理想的条件。

六、作业划分

患者在康复科治疗的主要流程包括详细登记个人信息、护士创建健康恢复记录、转入病房、主治医生问诊并例行检查病房、根据患者康复情况制订康复计划、按照康复计划执行康复治疗、填写护理病例、达到出院标准并进行收费确认、收缴相关费用并将病例进行归档。对该日常工作流程，主要可将其划分为三个步骤，分别为登记、检查、治疗。根据各步骤所具有的性质，将性质相同的步骤进行整理与合并，最终总结出该科室的具体作业划分主要由三方面组成，即登记作业、检查作业、治疗作业。

七、确定康复科资源动因，计算作业成本

康复科作为 Y 公立医院优势学科，因此该院在"财务制度"中也针对该科室成本项目设置做出了明确规定。与此同时，该医院也以此为立足点，全面进行康复科资源项目整合工作，并结合相关资源耗费的现实情况，最终构建出该科室资源成本库。接下来本书就对该科室资源成本库的构成以及分摊标准加以明确，并且随之有针对性地加以解释。康复科资源成本项目、资源动因、分摊标准具体如表 8-20 所示。

表8-20　Y医院康复科资源成本库与资源成本库动因一览表

科室具体的 资源成本项目	资源动因	分摊标准
科室人员经费	科室各岗位人员工作时间和实际产生的相关人员经费	总比值或发生直接计入分摊
科室卫生材料资源费用	每个作业环节所产生的卫生材料消耗	发生直接计入分摊
科室医疗药品费用	每个作业环节所产生的药品消耗	发生直接计入分摊
科室固定资产折旧与维护费用	每个作业环节设备使用和设备机制的折旧	直接计入或按总比值分摊
科室无形资产摊销费用	每个作业环节所使用的无形资产分摊费用和价值	按照总比值计入分摊
科室医疗风险防范与支出费用	每个作业环节的实际收入	按照总比值计入分摊
科室其他费用	各作业环节的具体人数	按照总比值计入分摊
科室水电费用	科室水电表发生额和科室面积所占比例	通过计算计入或总比值计入分摊
科室导医系统费用	科室诊疗总人数	按照平均分配方式计入分摊

（续　表）

科室具体的资源成本项目	资源动因	分摊标准
科室挂号费用	科室门诊挂号总人数	按照平均分配方式计入分摊
科室洁净费用	科室各作业环节病床使用总数	按照总比值计入分摊
科室消毒费用	科室房屋的占地面积比例	按照总比值计入分摊
科室药剂费用	科室各作业环节总人数	按照总比值计入分摊
科室管理费用	科室各作业环节总人数	按照总比值计入分摊

（1）人员经费。可以在费用发生的时候按照所耗用的实际数额直接计入，属于直接成本。

（2）卫生材料资源费用。发生于在给患者进行诊察和治疗的时候，直接计入各项直接发生的作业。

（3）药品费用。在诊察作业中医生直接针对不同患者进行药品治疗，实际发生时直接计入。

（4）固定资产折旧与维护费用。一般情况下康复科的治疗项目都是单独进行的，不存在同一台仪器进行两项康复治疗的情况，治疗设备没有共同使用的情况，因此其固定资产折旧费在发生时直接计入。

（5）无形资产摊销费用。无。

（6）医疗风险防范与支出费用。根据相关规定，提取比例为科室收入的2%。

（7）其他费用。指一些属于管理性质的公共费用，包括科室所耗用的办公费、专用材料费、差旅费等，按照各作业人数进行分摊。

（8）水电费用。具体耗用情况由医院的水电表进行记录，虽然定期抄录但各作业耗费的水电数额无法进行准确分摊与单独核算，因此，以房屋占地面积作为资源动因。

（9）导医系统费用。按照科室诊疗人次占医院诊疗总人次比计算，再在各作业间平均分配。

（10）挂号费用。按照科室门诊挂号人次占门诊挂号人次比计算科室挂号费，再在各作业间平均分配。

（11）洁净费用。按各作业实际使用床位数进行分摊。

（12）消毒费用。按照科室房屋的占地面积进行核算。

（13）药剂费用。由人员支出、固定资产折旧和其他费用构成。在分摊该项成本时，先按照人数比将药剂科成本分摊至康复科，再按照人数分摊至各作业。

（14）管理费用。按照科室人数分摊至各科室，再按照作业人数进行二次分摊至各作业流程之中。

结合 Y 医院康复科资源动因以及划分标准和医院所公布的该科室相关资源数据，将该科室的资源成本有效分配至各作业环节，最终得出资源成本项目核算的最终结果，具体如表 8-21 所示。

表8-21 Y医院康复科作业成本分配情况统计

医院资源 成本项目	登记作业（元）	诊疗与观察作业（元）	治疗作业（元）	合计金额（元）
人员经费	186051.51	144051.17	370103.36	700206.04
卫生材料资源费用	—	24046.52	101081.10	125127.62
药品费用	—	180027.43	—	180027,43
固定资产折旧与 维护费用	5929.22	—	98357.88	108167.91
医疗风险防范与 支出费用	2244.26	2244.26	2244.26	6732.79
其他费用	15156.39	13261.84	24629.14	30312.79
水电费用	240.34	576.82	9132.97	9950.13
挂号费用	355.44	355.44	355.44	1069.33
洁净费用	—	2464.67	16020.37	18485.04
药剂费用	12651.94	11070.45	20559.41	25303.88
管理费用	60687.09	53101.20	98616.52	121374.18
合计金额	283317.19	4321199.20	741100.45	1326757.14

注：数据来自网络。

八、确定作业动因，分配医疗项目成本

在明确 Y 医院康复科各项作业的基本动因基础上，随之要将医疗项目间接成本和直接成本合理分摊至康复科各业务科室和部门，最终确保该科室成本核算的结果具有高度的真实性和准确性，并能为康复科各业务科室和部门有效进行医疗成本控制提供有力的依据和指导作用，具体操作流程如下。

（一）登记作业

登记作业是护士对入院患者进行相关信息登记与病历档案的建立。即便患者诊疗项目不同，进行的登记操作也是相同的，所以各项医疗项目分配的登记作业成本是相等的。

登记作业单位成本 = 登记作业总成本 ÷ 康复科医疗服务项目总例数

（二）检查作业

该项作业是指医生接诊病人之后的第一步，对病人病情进行初步诊断。每一例病例的诊察流程几乎是相同的：医疗人员首先根据患者情况来进行检查，再判断患者的情况适用于哪一项康复项目，然后制订相关康复计划。因此，其分摊可以根据医疗服务项目例数来进行。

检查作业单位成本 = 检查作业总成本 ÷ 康复科医疗服务项目总例数

（三）治疗作业

治疗作业成本分配的依据如下。

（1）人员经费。此项作业所包含的人员经费作业动因是工作时长，也可以用医疗服务项目的耗用时长来进行分配。根据调查得到各项医疗服务项目耗用时长。

每项医疗服务项目人员经费=

$$治疗作业人员经费总额 \times \frac{该项目平均每例耗时 \times 该项目例数}{\sum(各医疗服务项目平均每例耗时 \times 该项目例数)}$$

（2）卫生材料资源费用。由于几乎每项检查都需要耗费该项医疗服务相应的卫生材料，如酒精、棉签等材料，且患者之间所使用的卫生材料数量差别不大，因此按治疗例数进行分摊。

$$该项目治疗作业卫生材料资源费用 = \frac{该项目例数}{医疗项目总例数} \times 治疗作业卫生材料费$$

（3）药品费用。直接计入。

（4）固定资产折旧与维护费用。按各个医疗项目实际使用的固定资产折旧额直接计入。

（5）医疗风险防范与支出费用。按照项目收入占比进行分配。

（6）其他费用。按照治疗例数占比计算分配。

（7）水电费用。以治疗例数占比为分摊标准进行分配。

（8）挂号费用。以项目例数占比为分摊标准进行分配。

（9）洁净费用。以项目例数占比为分摊标准进行分配。

（10）药剂费用。，以项目例数占比为分摊标准进行分配。

（11）管理费用。以项目例数占比为分摊标准进行分配。

（四）汇总各项医疗成本

根据以上测算，可以将以上各作业中心的核算结果进行归集再分配，从而得到成本分配结果。

参考文献

[1] 小艾尔费雷德·D.钱德勒.看得见的手：美国企业的管理革命 [M].重武，译.北京：商务印书馆，1987.

[2] 杰里米·霍普，罗宾·弗雷泽.超越预算：管理者如何跳出年度绩效评估的陷阱 [M].胡金涛，译.北京：中信出版社，2005.

[3] F·W·泰罗.科学管理原理 [M].胡龙昶，冼子恩，曹丽顺，译.北京：中国社会科学出版社，1984.

[4] 刘振宇.江西省县级公立医院管理体制改革研究 [M].南昌：江西高校出版社，2019.

[5] 蒋祥虎.公立医院运行机制改革创新研究 [M].北京：中国经济出版社，2005.

[6] 张庆龙，王洁.新编公立医院内部控制管理操作实务指南 [M].北京：中国财政经济出版社，2021.

[7] 张翔.公立医院运营监管指标体系研究 [M].北京：科学出版社，2017.

[8] 孙德俊，刘宏伟.公立医院绩效管理：基于战略管理的视角 [M].北京：经济科学出版社，2018.

[9] 宋源，戴小喆，王轶，等.DRG 成本数据在公立医院运营管理的运用探索 [J].中国卫生经济，2022，41（5）：71-73.

[10] 单玮，刘惠娟，丁志良，等.新形势下三级公立医院运营管理的探索与思考[J].江苏卫生事业管理，2022，33（2）：145-148.

[11] 张钰婉，谈在祥.DRG支付背景下公立医院运营管理问题与对策研究[J].中国医院管理，2022，42（1）：49-52+56.

[12] 赵薇.公立医院总会计师如何推进运营管理的探讨[J].中国卫生经济，2021，40（12）：110-112.

[13] 张庆龙，何佳楠.公立医院运营管理与财务管理、内部控制关系梳理[J].商业会计，2021（21）：9-13.

[14] 汤惠子.内部控制下公立医院运营管理系统建设的实践与探索[J].卫生经济研究，2021，38（9）：74-76.

[15] 张计美，孟文竹.DIP付费对公立医院运营管理的影响探析[J].商业会计，2021（15）：103-106.

[16] 张庆龙.加强公立医院运营管理的若干思考[J].财务与会计，2021（11）：47-49.

[17] 程寿锦，徐立德.公立医院运营管理之成本管控实践研究[J].中国卫生经济，2020，39（12）：89-92.

[18] 郑晨，王华丽，刘亚孔.地市级公立医院建立运营助理机制的探索：以湖北省某地市级三级医院为例[J].卫生软科学，2022，36（9）：42-45.

[19] 龚旻，何娟.业财融合下公立医院运营管理信息化建设的思考：基于HRP系统的应用优化[J].中国总会计师，2022（8）：117-119.

[20] 蔡滨，周罗晶，汤佳，等.浅析医保支付方式改革对公立医院运营管理影响及应对策略[J].江苏卫生事业管理，2022，33（7）：911-914.

[21] 黄新翔，胡菁华，张夏青，等.公立医院"一院多区"运营管理的探索与思考[J].医疗装备，2022，35（13）：54-56.

[22] 兰静.公立医院运营管理实践研究：以湖北省中西医结合医院为例[J].经济师，2022（5）：258-259.

[23] 申莉.公立医院财务绩效指标及对医院运营管理的作用分析[J].财会学习，2022（2）：12-14.

[24] 张利惠.公立医院运营管理难点及策略研究[J].财经界，2021（36）：27-28.

[25] 温智坚.公立医院运营视角下的精细化预算管理研究：以A医院为例[J].商讯，2021（32）：7-9.

[26] 朱海嘉，戴小喆，王轶，等.大型公立医院运营数据中心构建探析[J].卫生经济研究，2021，38（9）：71-73+76.

[27] 刘文生，刘宏伟.公立医院运营管理困中求变[J].中国医院院长，2021，17（7）：39-43.

[28] 范卫东，张文昊.公立医院临床专科运营助理工作的实践与探索：以DY医院为例[J].卫生经济研究，2022，39（10）：88-91.

[29] 郑丽敏.完善公立医院全面预算管理机制的探索[J].中国总会计师，2022（6）：78-80.

[30] 李淳梓，蒋蓓蓓，傅海君.以高质量发展为目标的公立医院合同管理系统建设探索[J].现代医院，2022，22（5）：731-734+738.

[31] 胡春飞，李文佳，王西雯.基于内部控制的医院经济合同管理优化探析：以C公立医院为例[J].会计之友，2021（24）：85-91.

[32] 李洪利，楚燕美，田文美，等.突发情况下公立医院经济运营管理应对策略分析[J].经营管理者，2021（11）：88-89.

[33] 史金秀，周常蓉，戴小喆，等.医院运营管理的政策梳理、主要模式与实践探索[J].中国卫生经济，2021，40（8）：74-77.

[34] 王东海.对《关于加强公立医院运营管理指导意见》的思考[J].会计师，2021（6）：82-83.

[35] 潘锋.后疫情时代公立医院如何提高管理和运营水平[J].中国医药科学，2021，11（1）：1-7.

[36] 翟婷.DRGs付费方式对公立医院运营管理的影响与对策研究[J].时代经贸，2020（30）：54-55.

[37] 杨茜.公立医院多院区运营管理现状、存在问题及解决建议[J].经贸实践，2018（20）：228-229.

[38] 江蔚.多部门联合运营分析在医院精细化管理中的应用[J].中国总会计师，2022（3）：74-76.

[39] 张庆龙.公立医院全面预算管理制度实施的几点思考[J].财务与会计，2022（2）：73-74.

[40] 姚刚，葛帅，苏宇，等.公立医院互联网医院服务体系建设探索与思考[J].中国医院，2022，26（1）：6-8.

[41] 王兵.新医改背景下公立医院预算绩效管理完善策略[J].财会学习，2021（29）：55-57.

[42] 刘丽萍，陶斯思.三级公立医院的全面预算管理与全成本核算[J].财会学习，2021（25）：60-62.

[43] 周敏，冯珍慧，李芸达，等.大型公立医院智慧财务信息化建设规划实践路径及探讨[J].现代商贸工业，2020，41（36）：92-95.

[44] 李霞.资源整合视角下公立医院运营管理的探索与实践[J].临床医药实践，2020，29（7）：559-560.

[45] 张付杰.管理会计在公立医院运营管理中的应用研究[J].中国产经，2020（8）：133-134.

[46] 郭姝婷.公立医院"1+N"管理模式优化研究——以曲靖市第一人民医院为例[D].昆明：云南财经大学，2022.

[47] 邵燚鑫.公立医院管理系统中的大数据应用研究——以Z医院为例[D].郑州：郑州大学，2021.

[48] 王子栋.DRG支付环境下医院阿米巴模式应用研究：以天水市X医院为例[D].兰州：兰州财经大学，2021.

[49] 兰洁.公立医院职能部门绩效考核方案的设计研究：以D市人民医院为例[D].北京：对外经济贸易大学，2021.

[50] 姚秀文.公立Y医院内部控制构建研究[D].南昌：南昌大学，2020.

[51] 何家庆.公立医院绩效评价体系构建与应用研究：基于重庆市某县级医院的案例分析[D].成都：西南财经大学，2019.

[52] 赵云楠.新医改背景下BG医院发展战略研究[D].呼和浩特：内蒙古财经大学，2019.

[53] 欧霞 . 新医改背景下公立医院廉洁风险防控管理体系建设研究 [D]. 成都：
    西南交通大学，2018.

[54] 常亚男 . 县级公立医院绩效评价指标体系研究 [D]. 青岛：青岛大学，2017.

[55] 朱雨萌 . 作业成本法在公立医院管理中的应用 [D]. 北京：首都经济贸易大
    学，2017.

[56] 宋安丽 . 新医改背景下公立医院财务分析体系的构建与应用研究 [D]. 北京：
    首都经济贸易大学，2016.